Richard Goebel

Glaubliches und Unglaubliches

Geschichten aus dem Leben eines Arztes

EDITION WORTSCHATZ

Das verwendete Papier ist FSC-zertifiziert. Als unabhängige, gemeinnützige, nichtstaatliche Organisation hat sich der Forest Stewardship Council (FSC) die Förderung des verantwortungsvollen und nachhaltigen Umgangs mit den Wäldern der Welt zum Ziel gesetzt.

FSC www.fsc.org
MIX
Papier aus verantwortungsvollen Quellen
FSC® C083411

Die Deutsche Bibliothek verzeichnet diese Publikation in der Deutschen Nationalbibliografie; detaillierte bibliografische Daten sind im Internet über www.d-nb.de abrufbar.

Umschlaggestaltung: spoon design, Olaf Johannson
Umschlagbild: fran_kie/Shutterstock.com
Lektorat: Dr. Thomas Baumann
Satz und Herstellung: Edition Wortschatz

Edition Wortschatz, Neudorf bei Luhe
ISBN 978-3-910955-09-7, Bestell-Nr. 588 909

www.edition-wortschatz.de

EDITION WORTSCHATZ

Meiner Frau, unseren vier Kindern und
meinen ehemaligen MitarbeiterInnen gewidmet

Inhaltsverzeichnis

I. Einleitung

Gestatten Sie mir ein Bekenntnis: *Ich bin leidenschaftlicher Mediziner.* Vor der Hochzeit habe ich zu meiner Verlobten und zukünftigen Frau gesagt: *„Überlege es dir gut, ob du mich heiraten möchtest.“* Sie hat es dennoch getan. Wie oft sie es später bereut hat, muss der Leser sie selbst fragen: Sie ist immer noch meine Frau.

Nun bin ich über 80 Jahre alt und über 50 Jahre mit derselben Frau verheiratet. Unsere vier Kinder sind erwachsen und haben selbst Kinder.

Dann gehen Gedanken zurück an die Anfänge meiner Kindheit und meiner beruflichen Tätigkeit, an das, was über Jahrzehnte gewachsen, verwachsen, gestaltet und umgestaltet ist. In der Tat ist in dieser Zeit während eines Lebens als Arzt viel geschehen, viel Normales, aber auch Kurioses: zunächst als Arzt in der Ausbildung, ob in konfessionellen, in städtischen Krankenhäusern oder einer Universitätsklinik; ob zu Hause, in den Ferien oder bei Reisen in ferne Länder. So wie ein Theologe sein Leben lang Seelsorger – ob gut oder schlecht, sei mal dahingestellt! – bleibt, ist es beim Arzt ebenso: Er ist immer im „Dienst“.

Er lebt mit seinen PatientInnen und erlebt mit ihnen Gesundheit und Krankheit, hat Begegnungen mit Leidenden, mit Menschen in ihrer Verzweiflung und Hoffnung, mit Menschen in Grenzsituationen mit traurigem und frohem Erwachen. Es geschieht sowohl Glaubliches, was ich als naturwissenschaftlich trainierter Arzt eher glauben kann als auch Unglaubliches, was irritierend und faszinierend zugleich ist.

So sind „glaubliche und unglaubliche Geschichten“ entstanden, die ich erzählen möchte, um Menschen zum Nachdenken zu bringen, sie zu erfreuen oder sie abzuholen, da wo sie sich vielleicht gerade in ganz ähnlichen Situationen befinden wie die, von denen ich erzähle.

Es sind zunächst Erlebnisse aus meiner Zeit als Student und als Medizinalassistent. So nannte man früher die Absolventen einer zweijährigen Ausbildung nach dem Staatsexamen in den damaligen Hauptfächern Chirurgie, Innere Medizin und Frauenheilkunde, bevor ein Arzt die Approbation, das heißt die staatliche Zulassung, den ärztlichen Beruf selbständig und eigenverantwortlich ausüben zu dürfen, erhält. Dann folgen die Erlebnisse aus der Zeit als Assistent in der Chirurgie, als Assistent und Oberarzt an einer Universitäts-Frauenklinik, als Leiter einer Frauenklinik im Ruhrpott und schließlich an verschiedenen Orten in Afrika.

II. Schule und Medizinstudium

Die Anfänge meiner „medizinischen Begierden“ gehen zurück in die fünfziger Jahre des vorigen Jahrhunderts. Schon als Pennäler hatte mich das Krankenhaus in unserer Nähe magisch angezogen. Es war mein zweites Zuhause. Oft verbrachte ich nach der Schule die Nachmittage auf den Stationen, durfte die „Pfannen“ fürs große Geschäft transportieren, Patiententransporte begleiten und frisch Operierte in ihre Zimmer oder auf die Wachstation bringen. Inzwischen kannten mich fast alle Schwestern, Pfleger und Ärzte im Krankenhaus.

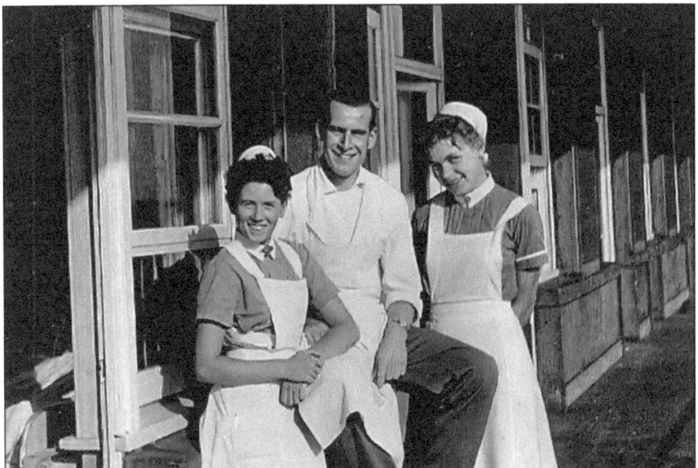

Hilfspfleger

Ein Highlight war für mich, wenn der Chefarzt der Chirurgie ausrichten ließ, Richard solle doch mal in den Operationssaal kommen; hier gäbe es etwas ganz besonders Interessantes zu sehen. So habe ich schon, bevor das Medizinstudium begann, Einblicke in die Abläufe und in das Geschehen eines Krankenhauses nehmen können.

Endlich fing das ersehnte Studium an. Pflicht war, währenddessen einige Praktika zu absolvieren, um Erfahrungen im Alltag von Kliniken zu sammeln.

„Es hätte mir auch ohne ihre dumme Bemerkung geschmeckt!"

So mache ich ein derartiges Praktikum in der Chirurgischen Abteilung einer Klinik in Süddeutschland. Die Begleitung bei den täglichen Visiten hilft mir, zum ersten Mal intensiven Kontakt mit Vorgeschichten von Patienten zu bekommen und Diagnosewege und Therapie(*Behandlungs-*)maßnahmen zu verstehen.

Allerdings ist mein Input am ersten Tag noch sehr dürftig.

Es ist etwas Besonderes, dass ich das Mittagessen schon zu Beginn des Praktikums mit den Assistenten und Oberärzten im Ärztekasino der Klinik einnehmen darf. So betrete ich den Raum. Am langgezogenen Esstisch sitzen schon einige Ärzte im weißen Kittel. Ein Arzt – so schätze ich – schon in den vierziger Jahren fällt mir sofort auf. Er ist so hoch wie breit. Im Nachhinein würde ich ihm einen BMI (*der Body-Mass-Index errechnet sich aus der Größe und dem Gewicht eines Menschen*) von 35 bis 40, das heißt eine extreme Adipositas = Übergewichtigkeit zuordnen. Die Bauchausdehnung nach vorne ist derart gestaltet, dass an seinem eigens für ihn eingerichteten Platz zu meinem Erstaunen im Tisch ein bogenförmiger Ausschnitt nötig ist, damit er sein Essen zu sich nehmen kann.

Und dann mache ich einen Kardinalfehler. Ein Platz neben dem Oberarzt der Inneren Medizin – wie ich später erfahre – ist noch frei. Ich frage höflich, wie es sich gehört, ob ich mich neben ihn setzen dürfe. Bevor ich mich setze, wünsche ich ihm noch einen guten Appetit.

Daraufhin erhalte ich postwendend die Antwort: „*Es hätte mir auch ohne ihre dumme Bemerkung geschmeckt!*" Da hatte ich mein Fett weg und dachte: „*Das fängt ja wirklich gut an!*" Wie konnte ich auch nur so dumm sein!

III. Medizinalassistent

Nachdem ich das medizinische Staatsexamen bestanden habe, beginne ich die zweijährige Zeit als Medizinalassistent. Um möglichst eine große Breite an Erfahrungen zu sammeln, arbeite ich an verschiedenen städtischen und konfessionellen Krankenhäusern.

Jeder Tag ist voller Erlebnisse und Begegnungen mit Menschen unterschiedlicher Nationen, Farben, Kulturen und Geschlechter. Manche Begegnungen werden mir unvergesslich bleiben; so vor allem diejenigen, die ich während meines Berufslebens hatte.

Was ist Wahrheit?

Ein besonders einprägsames Erlebnis am Anfang der Zeit als junger Mediziner hat mich mein Leben lang begleitet und tiefe Spuren hinterlassen. Es ist fast 60 Jahre her.

Die Pflichtzeit in der Inneren Medizin absolviere ich in einem städtischen Krankenhaus einer Großstadt. Unter der bewährten Leitung einer schon sehr erfahrenen bildhübschen Oberärztin lerne ich auf der sogenannten Leberstation die vielfältigen Formen und Verläufe von infektiösen (*entzündlichen*) und anderen Lebererkrankungen kennen.

Da meine Tutorin nach einer Weile der Einarbeitung eine Fortbildungsveranstaltung besucht, muss ich sie als Verantwortlicher für eine Woche auf der Station vertreten.

Eine 31-jährige Patientin, die sich nach foudroyant (*rasant*) verlaufener akuter Hepatitis B (*eine virale Infektionskrankheit der Leber*), raschem Übergang in eine Chronifizierung und Leberzirrhose (*aufgrund einer schweren Schädigung der Leber werden die Leberzellen zerstört und durch nicht funktionsfähiges Gewebe ersetzt*) in einem präfinalen (*todgeweiht bzw. kurz vor dem Tode*) Stadium befindet, fragt mich bei der Morgenvisite unmittelbar: *„Herr Doktor, muss ich sterben?"* Tief betroffen stammele ich nach einer kurzen Pause nur: *„Nein"*. Ich fühle mich nicht in der Lage und traue mich nicht, dieser jungen Frau den wirklichen Zustand, ja die Wahrheit zu sagen, dass sie sterben müsse.

Bei der Visite am nächsten Morgen ist sie präkomatös (*nur noch auf starke Reize reagierend*) und kann schon nicht mehr sprechen. Aber sie fixiert mich mit großen Augen „vorwurfsvoll" – so erscheint es mir –, wie wenn sie sagen wollte: *„Du hast mich belogen."* Sie stirbt kurz danach.

Der Blick dieser Frau ist mir unvergesslich geblieben und so nachgegangen, dass ich von diesem Zeitpunkt an für mich entschieden habe: ***Du sagst niemals mehr die Unwahrheit am Krankenbett.*** Ich habe es während meiner gesamten ärztlichen Tätigkeit so gehalten wohl wissend, dass das *Wie*, die Wahrheit zu sagen, viele Facetten hat.

Ernüchternde Erfahrungen

Besonders intensiv erlebe ich die zweite Hälfte meiner Pflichtzeit als Medizinalassistent auf der neurologisch/psychiatrischen Station, die damals noch dem Fachgebiet der Inneren Medizin zugerechnet wurde. Eine derartige Fusion von Innerer Medizin und Neurologie/Psychiatrie gibt es meines Wissens heute nicht mehr.

Das Leben in dieser Abteilung ist lebhaft bis aufregend. Denn hier sehe ich nicht nur die klassischen neurologischen Erkrankungen, sondern die Vielfalt der Folgen akuter

Suchterkrankungen, vor allem bei PatientInnen mit einem Alkoholdelir (*akuter Verwirrtheitszustand aufgrund eines zu hohen Alkoholmissbrauchs*). Abgründe menschlicher Existenzen tun sich auf. Sie erzeugen eine Nüchternheit ob der Ideale, mit denen ich als Mediziner angetreten bin.

Im Stundentakt werden Suchtkranke eingeliefert. Besonders an den Wochenenden füllt sich sehr rasch der „Gummiraum", das heißt der komplett mit Gummiwänden ausgestattete und mit Doppeltüren bewehrte erste Unterbringungsort der Alkoholiker oder Drogenabhängigen, damit die häufig um sich schlagenden und randalierenden PatientInnen nicht nur uns, sondern auch sich selbst nicht verletzen. Die Kräfte, die dabei freigesetzt werden, sind gewaltig. Es bedarf einiger Anstrengungen, um ihnen adäquat zu begegnen. Die Schwierigkeit besteht darin, die häufig Randalierenden festzuhalten – oft nur mit der Hilfe sehr kräftiger Pfleger, um sie zu fixieren, damit ihnen Clomethiazol (*Distraneurin*) als Mittel der ersten Wahl zur Behandlung eines Alkoholentzug-Syndroms bzw. eines Alkoholentzugdelirs verabreicht werden kann. Währenddessen werden wir nicht selten mit „ausgesprochen liebenswerten" Schimpfkanonaden überschüttet. Die Ernüchterung folgt am nächsten oder übernächsten Tag. Dann treten die wirklichen Probleme des Alltags zutage. Oft sind die Ursachen Streit, häusliche Gewalt, Scheidungsandrohungen, Zwist über Kindererziehung, vor allem aber Eheprobleme, die insbesondere am Wochenende den Männern und Frauen den Griff zur Flasche oder Droge „erleichtern". Dabei überwiegen beim Griff zur Flasche bei weitem die Männer! Besonders in den Nachtdiensten ist die Belastung sehr groß, da bei enger Personaldecke oft die schweren Fälle von der Polizei gebracht werden. Dann sind die Diensthabenden froh, wenn der Morgen naht.

Mich berührte es schon damals immer wieder tief, wenn schon Jugendliche ihren Frust, ihr Nichtverstandenwerden, ihren Streit mit den Eltern oder Gleichaltrigen oder ihre Hilflosigkeit als Mobbingopfer im Alkohol bzw. im Drogenkonsum loswerden wollten. Leider blieben nach der Ausnüchterung Gesprächsangebote rar. Daher sahen wir die oder den einen oder anderen einige Tage oder Wochen im gleichen Zustand wieder. Nur gelegentlich war uns vergönnt, ein vielleicht klärendes, aufmunterndes oder sogar seelsorgerliches Gespräch mit ihnen zu führen.

Für mich ist es – insbesondere für die nachfolgenden Ausbildungszeiten – eine sehr intensive und lehrreiche Zeit gewesen.

Ein Tag- und Nacht-Einsatz

Nicht im Geringsten habe ich damals daran gedacht, dass die 6-monatige Pflichtzeit in dem Fachgebiet der Frauenheilkunde einmal prägend für meine berufliche Zukunft sein würde.

In einer kleinen gynäkologisch-geburtshilflichen Abteilung bin ich nach kurzer Zeit sozusagen als vollwertiger Assistenzarzt gefordert. Nur ein Facharzt, der gleichzeitig als Oberarzt fungiert, und der stets ansprechbare, überaus liebenswerte und geduldige Chefarzt sind unsere Vorgesetzten.

Mit einem anderen Medizinalassistenten teile ich mir 15 (unbezahlte) Nachtdienste im Monat. Zum Frühstück erhalten wir für unseren nächtlichen Einsatz aber immerhin einen Apfel extra auf einer Untertasse serviert! Allerdings können wir uns – was die Ernährung betrifft – nicht beklagen, da uns häufig die Nonnen, die die Leitung der Stationen in dem katholischen Krankenhaus innehaben, mehr als Kleinigkeiten zukommen lassen; ob Süßigkeiten, Obst, Joghurt und anderes. Tagsüber geht der Dienst in der gynäkologischen Ambulanz und auf den Stationen weiter. Zeit für etwas anderes verbleibt dabei nicht!

Aber der überaus intensive Einsatz in einer wohltuenden Atmosphäre unter Federführung von Nonnen in der Klinik- und Stationsleitung und der gedeihliche Lerneffekt ließen die immensen (unbezahlten) Überstunden vergessen.

Arzt mitten im Ruhrpott

Schließlich suche ich eine Stelle in der Chirurgie, da ich in diesem Fach noch nicht die volle Medizinalassistenten-Pflichtzeit erbracht habe. Ein Inserat im Deutschen Ärzteblatt beschert mir etwa 100 Angebote. Die Chefs von Krankenhäusern überbieten sich mit Anrufen; es besteht wohl ein akuter Mangel an Assistenten in der Chirurgie, ähnlich wie heute. Ich entscheide mich für eine Klinik am Niederrhein, da sie – wie mir der Chefarzt versichert – offensichtlich über ein breites und vielfältiges Krankengut verfügt. Das bestätigt sich im Laufe der nächsten Monate, die ich dort zunächst als Medizinalassistent und dann als chirurgischer Assistenzarzt verbringe.

Das Zimmer im Wohnheim der Klinik liegt sehr günstig für mich, da es bis in die Chirurgische Ambulanz nur etwa 100 Meter sind. Zu Anfang bin ich die meiste Zeit dort im Einsatz. Hier herrscht rund um die Uhr Betrieb: Vor allem Unfälle aus dem nahegelegenen 1897 gegründeten Hüttenwerk in Rheinhausen am Niederrhein, das zur Hütten- und Bergwerke Rheinhausen AG gehörte, einer Gesellschaft innerhalb des Kruppkonzerns, treffen fast im Minutentakt bei uns ein.

Im Rückblick bleibt die Erinnerung an den damals viel beachteten Arbeitskampf der Arbeiter mit monatelangen Mahnwachen, Besetzung der Rheinbrücke und der Villa Hügel, dem Herrensitz der Kruppfamilie, als im November 1987 die Werksschließung für das Ende 1988 und der Verlust von über 6000 Arbeitsplätzen bekannt wurde. Letztendlich konnte die Belegschaft trotz aller Proteste das „Aus" des Hüttenwerks im Jahr 1993 nicht verhindern. Damit endete am Niederrhein eine fast 100-jährige Industriegeschichte.

In den sechziger Jahren waren allerdings noch etwa 15.000 Arbeiter in den Kruppschen Stahlwerken Rheinhausen tätig.

Leider sind Bagatell- bis schwerste Verletzungen, Verbrennungen, Verätzungen und vieles mehr an der Tagesordnung.

Oder Schwerstverletzte als Folge von Unfällen über oder unter Tage, leider nicht selten mit Todesfolge, werden aus den linksrheinischen Zechen, die zu unserem Einzugsgebiet gehören, eingeliefert. Zur Versorgung der regionalen Notfälle ist zusätzlich ein Notarzt–Krankenwagen am Krankenhaus stationiert, der mit einem Chirurgen aus unserer Abteilung besetzt wird.

Während dieser Zeit hat mich persönlich jedes Mal besonders betroffen gemacht, wenn Bergleute oder Stahlarbeiter mit so schweren Verletzungen eingeliefert werden, dass schon bald klar ist: Sie werden es „nicht mehr schaffen". Dann kommt mir – als Sohn eines Vaters und Enkel eines Großvaters aus dem Bergbau – wieder ins Bewusstsein, wie hart und brutal die Arbeitswelt in der Bergbau- und Stahlindustrie war und noch ist.

Gelegentlich tut es allerdings gut, wenn ich auch einmal aus dem Klinikalltag herauskomme; denn sofern ich vor Ort bin, dauert es nicht lange – auch wenn ich keinen Dienst habe –, dass die Anfrage kommt, ob ich nicht etwas aushelfen könne; es gäbe so viel zu tun. Und nein sagen fällt mir schwer!

Nachts und vor allem an den Wochenenden ist das Klinikpersonal häufig mit den Folgen von Verkehrsunfällen beschäftigt, insbesondere nach Motoradunfällen. Seit dieser Zeit habe ich eine tiefe Abneigung gegen das Motoradfahren. Denn zu oft habe ich junge Männer sterben sehen oder mit Querschnittslähmungen, deren Leben sich dann – leider meistens negativ – verändert haben.

Außerdem landen bei uns in der Ambulanz gehäuft Betrunkene oder Autofahrer, die verdächtigt werden, mit Alkohol am Steuer zu sitzen und von der Polizei erwischt werden. Für die Neigung der Arbeiter, in der freien Zeit und insbesondere an den Wochenenden dem Alkoholabusus zu frönen, dafür war unsere von Arbeitern und ihren Familien bewohnte Industrieregion berühmt-berüchtigt.

Dann besteht unsere ärztliche Aufgabe darin, die noch oder nicht mehr vorhandene Koordinations- und Gangfähigkeit zu prüfen. Die Blutentnahme zur Messung des Alkoholgehaltes ist obligat. Dafür gibt es Spezialröhrchen, die der Polizei mitgegeben werden. Somit müssen wir nachts häufig aufstehen.

Die älteren Assistenten empfinden dies als sehr lästig und möchten während der Nachtdienste nicht mehr so gerne das Bett verlassen. Deshalb sind sie dankbar, wenn wir Jüngeren ihnen diese Arbeit abnehmen. Mir macht das Aufstehen (noch) nicht so viel aus, zumal damit ein Zubrot zu verdienen ist.

Heute ist der Nachweis des Alkoholgehaltes im Blut vor Ort aufgrund moderner Verfahren möglich und hat die früheren Methoden abgelöst. Damit werden die Nachtdiensttuenden entlastet; die Jüngeren allerdings können ihr Assistentengehalt nicht mehr aufbessern.

Anfänglich übe ich mich in der kleinen Chirurgie: Wunden nähen, Verbände und Gipse anlegen, Wundverbandwechsel, Lokalanästhesien usw.

Sobald ich nach Absolvierung meiner Medizinalassistentenzeit meine Approbation erhalte, werde ich nun als vollwertiger Arzt zunehmend auch mit Operationen (OP) betraut. Nach anfänglichem Hakenhalten beim Chef oder bei den Oberärzten und anschließender erster Assistenz darf ich nun kleinere Operationen unter Anleitung der Oberärzte selbst ausführen, wie zum Beispiel Appendektomien (*sogenannte Blinddarmoperationen*) und Herniotomien (*Leistenbruchoperationen*). Schließlich darf ich, – unter erster Assistenz des Chefs persönlich – eine Cholezystektomie (*Entfernung der Gallenblase*) vornehmen; also erhalte ich schon höhere Weihen! Auch lerne ich die Grundlagen der Fraktur (*Knochenbruch*)-Behandlung (*Repositionen, Nagelung usw.*) kennen.

Der Lerneffekt in der Chirurgie ist für mich riesig und unschätzbar wertvoll! Er bietet eine hervorragende Grundlage für meine spätere operative Tätigkeit in einem anderen Fachgebiet.

Großalarm im Krankenhaus

Unvergessen bleibt mir, als – ich bin gerade der diensthabende Chirurg im Hause – der Anruf von der Leitstelle der Feuerwehr an uns ergeht, dass in den nächsten Minuten Kinder mit schweren Verletzungen eingeliefert werden, die am nahe gelegenen Baggersee beim Klettern auf den laufenden Förderbändern zwischen den Tragrollen und dem darüberliegenden Transportband eingeklemmt waren. Es ist Spätnachmittag; der Tagdienst ist schon zu Hause.

Ich rufe den Chef, alle Oberärzte und Assistenten, die OP-Schwestern, Pfleger und Anästhesisten an, die ich erreichen kann, damit sie sofort wieder in die Klinik zurückkommen: Großalarm!

Vier Kinder zwischen zehn und 14 Jahren werden in schrecklich zugerichtetem Zustand mit Notfallambulanzen in die Klinik gebracht. Mein Chef ist schon eingetroffen und entscheidet – je nach Schweregrad der Verletzung –, wer als erster, zweiter usw. operiert werden muss. Den ganzen Abend und die Nacht über wird an drei Operationstischen gleichzeitig versucht, die großen Weichteilwunden, die offenen Frakturen und vor allem die ausgedehnten Defekte am Thorax (*Brustkorb*) zu versorgen: eine dramatische Nacht!

Als die Vier die kritische postoperative Phase überstanden haben, möchte ich den Grund ihres Leichtsinns erfahren. Offensichtlich hatten die beiden Älteren die Jüngeren zu einer Mutprobe verleitet. Der Jüngste wagte sich dann, als erster auf das laufende Transportband zu klettern. Da er dabei hängenblieb, kamen ihm die anderen zu Hilfe. Damit nahm das Unglück seinen Lauf.

Was waren wir dankbar, dass alle vier mit dem Leben davongekommen sind und schließlich in einem stabilen Gesundheitszustand entlassen werden konnten!

Trotz Urlaub unter Zeitdruck

Zwischendurch endlich einmal ein wenig Urlaub.

So verschwinde ich mit meinem alten VW Käfer – mit dem ovalen zweigeteilten Fenster hinten! – über Neujahr ins kleine Walsertal zum Skilaufen. Viele Freunde und Bekannte sind schon dort, die mich gerne als Skilehrer engagieren. Denn während meiner Gymnasial- und Studienzeit habe ich das Skifahren recht ordentlich gelernt.

Allerdings muss ich spätestens am Morgen des 3. Januar wieder in der Klinik antreten. Daher muss ich auf jeden Fall am Abend des 2. Januar aus dem Kleinen Walsertal aufbrechen. Leider schneit es den ganzen Tag und während der Nacht. Die Autobahnen sind nur zum Teil geräumt. Ich weiß, dass ich im Schnitt 100 Kilometer pro Stunde zurücklegen muss, um die etwa 600 Kilometer bis zum Niederrhein zu schaffen. Dann fällt auch noch die Autoheizung im VW aus. Also lasse ich die Seitenscheiben herunter, weil sonst die Frontscheibe zu sehr beschlägt. Ich hülle mich in eine Decke ein und gebe Gas. Mein Gefährt hält durch.

Am 3. Januar treffe ich nach durchfahrener Nacht um 7.55 Uhr im Wohnheim ein; beim Betreten des Zimmers klingelt schon das Telefon. Ich werde im OP erwartet!

Selbst Patient!

Müdigkeit schon zu Anfang des Tages: Das kannte ich nicht. Schon seit ein paar Tagen lähmt sie mich mehr und mehr. Und eines Morgens sagt dann eine Schwester, als ich zum Dienst erscheine: *„Herr Doktor, sie sind ja so gelb!“* Der Chef der Medizinischen Abteilung nimmt mich gleich unter seine Fittiche. Die stark erhöhten Leberwerte lassen keinen Zweifel daran: Ich habe eine Gelbsucht. Eine Hepatitis B-Infektion wird nachgewiesen. Habe ich mich angesteckt? Die Recherche beginnt. Dann erinnere ich mich, dass ich mir vor nicht allzu langer Zeit bei einer Operation eine unbeabsichtigte Nadelstichverletzung zugezogen habe. Den Patienten können wir ermitteln und tatsächlich nachweisen, dass ich durch ihn infiziert worden bin.

Eine 4-wöchige Isolation ist die Folge. So bin ich Patient im Krankenhaus, in dem ich eigentlich als Arzt aktiv sein sollte.

Wahrlich ein wundersamer Wechsel. Plötzlich befinde ich mich auf der anderen Seite und muss brav das tun, was mir gesagt wird: etliche Infusionen den Tag über ertragen, Tabletten einnehmen und artig das Bett hüten!

Ich gebe gerne zu, dass ich in jeder Beziehung verwöhnt worden bin. Der Chefarzt war unglaublich bemüht, mich bald wieder fit zu bekommen, zumal ich nach anderthalb Jahren Chirurgie in ein anderes Fachgebiet wechseln will. Deshalb hatte ich mich schon an der Universität in München beworben. Eine Assistentenstelle ist mir zugesagt worden.

Bis zum Wechsel muss ich wieder soweit hergestellt sein, dass ich meine neue Stelle antreten kann. Es ist mir dank der guten ärztlichen und pflegerischen Betreuung gelungen.

So habe ich notgedrungen schon sehr früh das Krankenhaus von der anderen Seite des Lebens kennengelernt.

IV. Universitäts-Frauenklinik in München

1968 beginne ich als Assistenzarzt mit der Ausbildung zum Facharzt für Frauenheilkunde an der I. Universitäts-Frauenklinik in München. Mit über 300 Betten ist sie zu der Zeit eine der größten, wenn nicht sogar die größte Frauenklinik Europas.

Noch während des I. Weltkriegs gebaut und 1916 durch König Ludwig III. eingeweiht, nahm sie unter dem ersten Ordinarius, Professor Dr. Albert Döderlein (*bis heute bekannt wegen der nach ihm benannten Döderlein-Stäbchen bzw. Döderlein-Flora der Scheide*), sehr bald international einen hohen Rang ein. Vor allem galt er als führender Vertreter der Strahlenbehandlung des Genitalkarzinoms (*Unterleibskrebs*) weltweit.

Es ist eine Ehre für mich, an einer so renommierten Klinik arbeiten zu dürfen.

Während der Facharztausbildung durchläuft man als Assistenzarzt die verschiedenen Bereiche der Frauenheilkunde, meist beginnend mit der geburtshilflichen Ausbildung im Kreißsaal. Es schließt sich die Tätigkeit auf der konservativen Station an, gefolgt von der Ausbildung auf der septischen Station und in der Strahlenabteilung, der größten Abteilung in Bayern für die Behandlung von Genitalkarzinomen. Den Abschluss der Facharztausbildung bildet dann eine gut einjährige Tätigkeit auf der operativen Station.

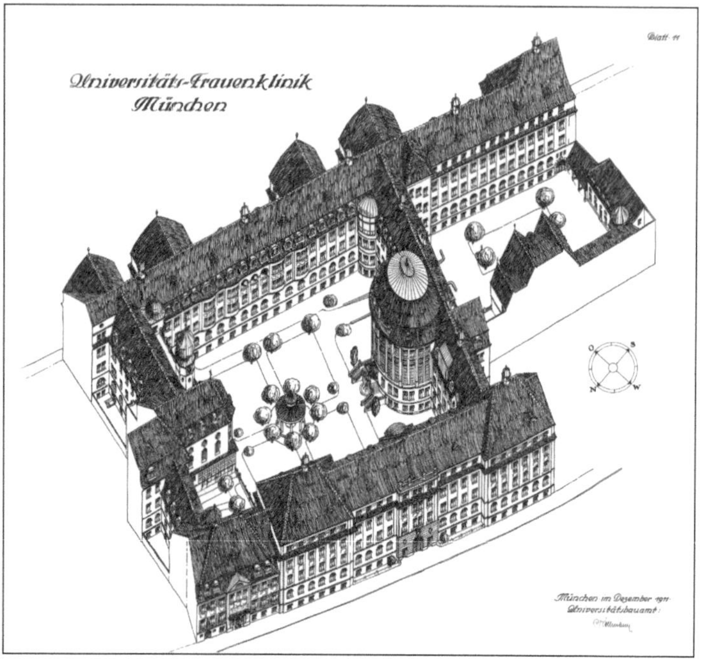

Münchener Universitäts-Frauenklinik in der Maistraße aus der Vogelschau, Bauplan 1911
(Architekturzeichnung aus Kollmann, Theodor: Der Neubau der Kgl. Universitäts-Frauenklinik und Hebammenschule in München. In: Der Baumeister, Band 16,1918, Heft ½, S.1)

Klinikalltag

Der Klinikalltag in der I. Universitäts-Frauenklinik beginnt mit der Morgenbesprechung um 8.00 Uhr in der ehrwürdigen Bibliothek im ersten Stock des Hauses. Alle Klinikärzte, die in der Nacht Dienst hatten, berichten über die Neuaufnahmen, die Geburten und besondere Ereignisse bzw. Probleme, die eventuell erst im Laufe des Tages einer Lösung zugeführt werden können.

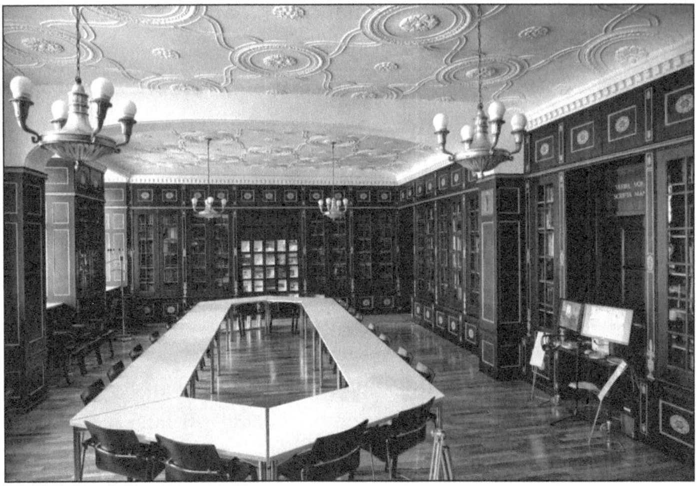

Bibliothek in der I. Universitäts-Frauenklinik in München
(Mit freundlicher Genehmigung Roman Lorenz design alliance München)

Aufgereiht stehen – streng nach hierarchischer Ordnung – im Rund des großen Raumes vor den hinter Glastüren in Reih und Glied geordneten Büchern und Zeitschriften, beginnend mit dem Direktor der Klinik, danach die Oberärzte – vom Ältesten bis zum Jüngsten, dann die Assistenten nach Alter der Zugehörigkeit zur Klinik, die Medizinalassistenten und schließlich ärztliche Besucher von Kliniken aus dem In- und Ausland.

Zu Zeiten meines ersten Chefs wird Pünktlichkeit großgeschrieben, denn der Klinikdirektor ist meistens als einer der Ersten anwesend. Und wehe, wenn Einzelne ohne nachvollziehbare Begründung zu spät kommen. Der diensthabende Oberarzt trägt die Ereignisse der letzten Nacht vor. Die Nachfragen des

Professors sind gefürchtet. *„Warum haben sie bei dieser Frau eine Sectio (einen Kaiserschnitt) gemacht?"*

Zu der Zeit war die Sectio-Rate noch deutlich niedriger als heute. Bei schlechter Argumentation wurde der Oberarzt nicht gerade zimperlich zur Rede gestellt.

Inzwischen hat sich in der Geburtshilfe allerdings einiges geändert und so dürfte heute die Frage an den diensthabenden Oberarzt eher lauten: *„Warum haben sie in diesem Fall* ***keinen*** *Kaiserschnitt vorgenommen?"*

So wandeln sich die Zeiten!

Oder ein Gerichtsgutachten ist seit einer Weile überfällig. *„Wer von den Herren Oberärzten trägt die Verantwortung für die Fertigstellung dieses Gutachtens und warum liegt es mir noch nicht vor?"*

Kaum, dass sich der Betreffende gemeldet hat, folgt vor allen Anwesenden eine heftige Standpauke mit der Auflage: *„Am kommenden Montag liegt das fertige Gutachten auf meinem Schreibtisch."*

Ganz anders bei meinem späteren Chef. Da er meistens die Nacht zum Tage macht, wird die Morgenbesprechung in der Regel vom Leitenden Oberarzt der Klinik übernommen. Die Gesprächsatmosphäre ist deutlich entspannter. Nicht nur der diensthabende Oberarzt, sondern die Ärzte, die in den verschiedenen Abteilungen Nachtdienst haben, berichten.

Nach der Morgenbesprechung verteilen sich dann alle auf ihre Stationen oder in die Funktionsbereiche. Im Operationssaal beginnt das Programm und auf den Stationen die Morgenvisiten. Es folgen die Aufnahme- und Entlassungsuntersuchungen. Um 10.15 Uhr fängt die Hauptvorlesung an, die entweder der Chef selbst oder einer der Oberärzte hält.

Die Nachmittage bis in die Abendstunden hinein sind mit Stationsarbeit, Gesprächen mit Patientinnen und Angehörigen, zum Beispiel Aufklärungsgesprächen über geplante operative Eingriffe sowie mit Lehrtätigkeit in Vorlesungen, Kursen und Seminaren ausgefüllt. Meist bleibt dann erst nach der Übergabebesprechung um 18.00 Uhr ausreichend Zeit für eine konzentrierte wissenschaftliche Arbeit. Zuvor versammeln sich die verantwortlichen Oberärzte und AssistentInnen vor der Bibliothek zur Abendbesprechung mit Übergabe wichtiger Nachrichten von den Stationen und aus dem Kreißsaal für die Nachtdiensthabenden. Labordaten, klinische Befunde und die daraus resultierenden Entscheidungen bei Risikopatientinnen werden lebhaft diskutiert. Dabei sind besonders die kritischen Kommentare und Nachfragen des Leiters des klinisch-chemischen Labors gefürchtet. Denn die Zuordnung von wichtigen aktuellen Labordaten zu klinischen Befunden und die sich daraus ergebenden Entscheidungen muss gelernt sein; zum Beispiel ob eine Risikoschwangerschaft wegen einer zunehmenden Gefährdung des Kindes durch einen Kaiserschnitt vorzeitig beendet werden muss.

Hörsaalatmosphäre

Für die Hauptvorlesungen und die diversen Übungskurse steht der große Hörsaal der Klinik zur Verfügung.

Die Ordensschwester Leodegar ist die gute Seele im und um den Hörsaal herum.

Sie gehört, wie alle geistlichen Schwestern in der Frauenklinik, dem Orden der *Barmherzigen Schwestern vom hl. Vinzenz von Paul* an. Ihr Lebensalter ist in der immer gleichen Verkleidung schwer einzuschätzen, dürfte aber bei 70 Jahren liegen. Jedenfalls ist sie im Juni 1927 zum ersten Mal als Krankenschwesternschülerin in der Frauenklinik auf der geburtshilflichen Abteilung unter dem damaligen Chef, Geheimrat Professor Dr. A. Döderlein, eingesetzt worden. Im Dezember 1932 sollte sie für vier Wochen die zuständige krank gewordene Ordensschwester im Hörsaal vertreten; daraus wurden dann 42 Jahre Vorlesungsassistenz! Sie kennt sich als Faktotum in allem aus und hilft uns jungen Assistenten rasch die Gewohnheiten und den Ablauf der Vorlesungen zu erfassen. Es lohnt sich, ihren Geschichten aus früheren Zeiten zu lauschen und mit ihr eine Besichtigung der Ausstellungsstücke (*Präparate von Aborten, Totgeburten, fetalen Missbildungen usw.*) in den Zugängen zum Hörsaal zu erleben.

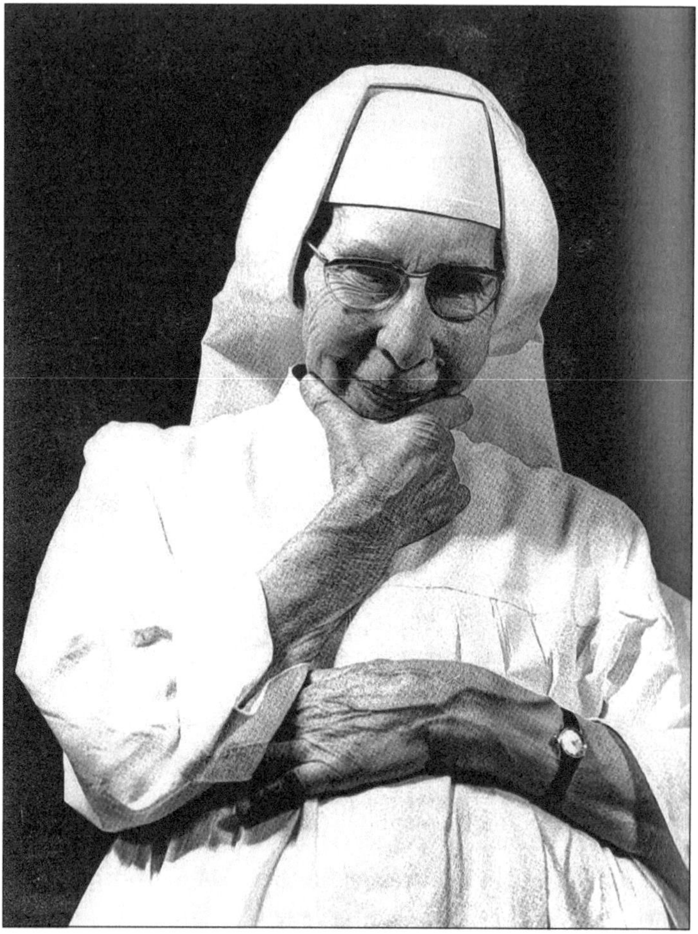

Schwester Leodegar, das „Vorlesungsfaktotum"
(aus: „Meine Lebenserinnerungen aus der Frauenklinik von 1927 – 1975" von Sr. Leodegar Wolfhauser)

Die Vorlesungsassistenten bereiten die Hauptvorlesungen vor: die Technik muss vorher gecheckt werden. Funktioniert sie? Für die zum Thema der Vorlesung passenden Krankheitsbilder müssen zur Veranschaulichung geeignete stationäre Patientinnen ausgesucht werden. Unsere Aufgabe besteht darin, das Einverständnis der Frauen einzuholen und sie auf den Auftritt im Hörsaal vorzubereiten, damit sie während der Vorlesung für die Studenten ihre Geschichte möglichst didaktisch klug erzählen können.

Der aus den 20er-Jahren des 20. Jahrhunderts stammende weiträumige große Hörsaal ist noch fast im Original erhalten. Der Boden und die Frontwand des weiten ovalen Halbrunds sind mit kleinen rechteckigen weißen Kacheln ausgekleidet. Eine große Schiefertafel und die rechts und links daneben befindlichen alten Waschbecken lockern die weiße Front ein wenig auf. Von dort steigen die im Halbrund verlaufenden reihenweise zusammenhängenden Holzbänke steil an, bis der Hörsaal weit oben in einem kuppelförmigen Glasdach endet. Er strahlt etwas Majestätisches aus und gibt Raum für mehr als 300 Studenten.

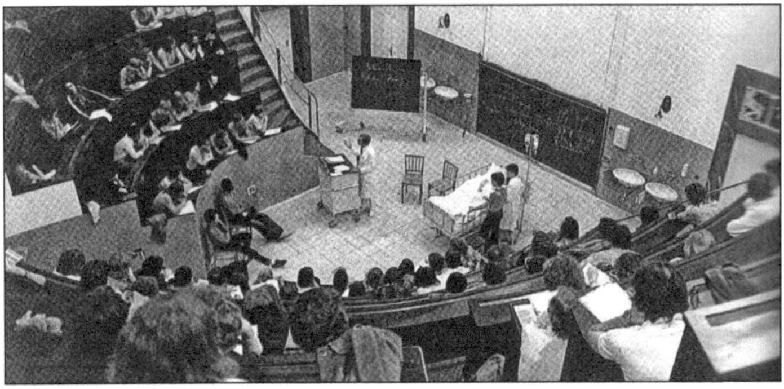

Vorlesung im großen Hörsaal

Meine Zeit als Vorlesungsassistent fällt in die Phase der Studentenunruhen der Post-68er. Zwar sind die Studentenrevolten in

München nicht so gewaltsam und intensiv wie an anderen Universitäten. Aber sie machen trotzdem nicht ganz halt vor den Hörsälen der altehrwürdigen Ludwig-Maximilians-Universität. So packen etliche Studenten in der heißen Phase der Unruhen auch bei uns in der Klinik während der Hauptvorlesung ihre mitgebrachten Butterbrote aus oder werfen gelegentlich schon mal Tomaten und Eier in Richtung Rednerpult, sodass ich mich als Fänger und Beschützer meines Chefs betätigen muss. Vor allem dann, wenn Professor Zander nicht bereit ist, das begonnene Vorlesungsthema zu unterbrechen, weil die Studenten unbedingt und auf der Stelle, zum Beispiel über den § 218, das heißt über Abtreibung, zu diskutieren wünschen. Eine derartige Unterbrechung geschieht aber selten, da es Professor Zander versteht, sehr diplomatisch mit den Studierenden umzugehen. Mein ursprünglich weißer Kittel wird allerdings doch dann und wann bis zum Ende der Vorlesung etwas bunter.

Dramatische Erlebnisse im Kreißsaal

Was für ein Glück! Ich bin in der Geburtshilfe tätig und fast den ganzen Tag im Kreißsaal beschäftigt. Das liebe ich.

Da es in der I. Universitäts-Frauenklinik in München Ende der 60er- und Anfang der 70er-Jahre eine große Anzahl an Geburten gab, erlebe ich reichlich normale und pathologische Geburten. Ein schon etwas älterer, erfahrener und sehr liebenswerter Assistent führt mich in die ersten Geheimnisse der Geburtshilfe ein. Aber vor allem kann ich zu Beginn viel von den bewährten Hebammen lernen, insbesondere von der leitenden Hebamme.

Man kann es sich heute nicht mehr vorstellen. Aber damals standen etwa 10 bis 12 Entbindungsbetten in Reih und Glied nebeneinander, nur durch eine mobile Wand voneinander getrennt, wahrhaft ein Saal, eben der Kreißsaal, nicht wie heute ein *Entbindungswohnzimmer*. Mit Sicherheit würde in der jetzigen Zeit keine Schwangere mehr einen derart sterilen und keinerlei individuelle Atmosphäre ausstrahlenden „*Saal*“, der bis zur Decke mit weißen Kacheln versehen ist, betreten.

Unter den Gebärenden befinden sich recht häufig Ehefrauen der aus der Türkei oder aus anderen Ländern Süd- und Osteuropas stammenden Gastarbeiter, die zu jener Zeit reichlich Arbeit in Bayern gefunden haben. Damals bekamen die Frauen aus diesen Ländern noch mehr Kinder als heute.

Unsere Hebammen und wir Ärzte tun uns oft schwer mit den Gebärenden aus diesen Regionen, da sie damals, von ganz seltenen Ausnahmen abgesehen, kein Wort Deutsch können und – in ihren Traditionen verhaftet – ganz andere Gewohnheiten und ein anderes Verhalten unter der Geburt zeigen, als wir es bei uns gewohnt sind und im Interesse des Kindes für notwendig erachten.

Dann kann es passieren, wie ich es in einer dramatischen Situation erlebe, dass sich eine Frau noch in der Eröffnungsphase – der Muttermund (*Ausgang der Gebärmutter*) ist noch nicht vollständig eröffnet – bei zunehmender Wehentätigkeit im Kreisbett aufsetzt und mit aller Kraft während einer Wehe mitpresst in der Annahme, sie sei schon in der Pressphase am Ende der Geburt. Trotz Aufforderung unsererseits verändert sie nicht ihre Position bzw. reagiert nicht auf unsere Anweisungen.

Damals machten wir die ersten Erfahrungen mit der sogenannten Kardiotokographie (*CTG*), das heißt mit der kontinuierlichen Registrierung der kindlichen Herztöne intrauterin (*im Mutterleib*), eine Überwachungsmethode, die heute als Standard unter der Geburt angewendet wird.

Die Herztöne des Kindes sinken bedrohlich ab. Was tun? Wir müssen handeln. Der Ehemann wird in den Kreißsaal geholt. Denn damals mussten die Männer generell draußen ausharren, bis die Geburt beendet war. Und wehe, wenn ein Mann es dennoch wagte, den Kreißsaal zu betreten. Dann kam die

Oberhebamme wie eine Furie angerast und beförderte den ungebetenen Gast wieder nach draußen. Das stelle man sich heute mal vor. Am nächsten Tag wäre das die gefundene Story auf der ersten Seite der Bildzeitung!

In diesem Fall bitten wir allerdings den Ehemann, seiner Frau zu erklären, dass das Kind gefährdet sei, wenn sie nicht Folge leiste dem, was wir für notwendig erachten. Kaum hatte er das verstanden, gibt er ihr – ehe wir uns versehen – eine krachende Ohrfeige, die sich gewaschen hat. Daraufhin folgt sie unseren Anweisungen!

Während einer anderen Geburt in einer ähnlichen Situation erlebe ich eine Schwangere aus Ostanatolien, die selbst zu Beginn der Eröffnungsphase bei jeder Wehe entgegen all unseren Bemühungen, das zu verhindern, im Bett hockt und aus vollen Kräften immer nur presst. Nichts hält sie davon ab, bis die Herztöne des Kindes nicht mehr zu hören sind. Eine sofortige Entbindung ist erforderlich. Aber bis wir im Operationssaal sind – damals mussten wir noch mit einem uralten Aufzug in den zweiten Stock fahren, um in den Operationssaal zu gelangen –, vergeht eine Zeit, in der das Kind keine Chance mehr gehabt hätte zu überleben.

Also wird einfach eine Atemmaske auf Mund und Nase gepresst und ordentlich Chloroform (*ein Narkosemittel*) zugeführt. Ich greife mir das nächst liegende Skalpell und schneide den Bauch auf ohne eine großartige Desinfektion. Ein schon recht cyanotisches (*blau angelaufenes*) Kind kommt zur Welt und wird sofort adäquat versorgt. Es überlebt ohne Komplikationen. Danach haben wir Zeit, den Kaiserschnitt im Operationssaal zu beenden.

Alarm im Keller!

Das Gebäude der Universitäts-Frauenklink ist, wie es zur wilhelminischen Zeit üblich war, großzügig und weitläufig angelegt.

Lange, große Gänge verbinden den Zugang zu hohen und großen Patientenräumen, zu den Vorlesungssälen und dem majestätischen Hörsaal. Darüber hinaus befinden sich im Souterrain weitere Räumlichkeiten, in denen wissenschaftliche Labors, Werkstätten und Lagerräume untergebracht sind.

Hier im Souterrain wohnen auch die sogenannten Hausschwangeren, ledige Schwangere ohne familiäre Bindung und ohne Einkommen. Sie haben zwar freie Verpflegung, Unterkunft und medizinische Versorgung, müssen aber zu Lehrzwecken zur Verfügung stehen.

Die AssistentInnen der geburtshilflichen Abteilung haben neben dem Kreissaaldienst die Aufgabe, während des Semesters die Studenten in die Schwangerenvorsorge einzuführen und sie in praktischen Übungen anzuleiten. Für diese geburtshilflich-gynäkologischen Untersuchungskurse werden die sogenannten Hausschwangeren in den Hörsaal gebeten, damit die Kursteilnehmer unter anderem die Bestimmung des Höhenstands der Gebärmutter und die Lage des Kindes im Mutterleib üben können.

Über diese Art des Unterrichts sind wir jungen AssistentInnen allerdings geteilter Meinung. Ich jedenfalls fühle mich an die zweifelhaften Unterrichtsmethoden während meiner Studienzeit in den Vorlesungen der Wiener Universitäts-Frauenklinik erinnert. Denn diese Art des Studentenunterrichtes war schon früher üblich. So wurden über lange Zeit (bis nach dem II. Weltkrieg) im Hörsaal Sectiones (*Kaiserschnitte*) vorgenommen oder normale und auch regelwidrige Geburten demonstriert – deshalb die besondere Ausstattung des großen Hörsaals mit halbhoch gekachelten Wänden, mit Steinboden und den ovalen Waschbecken zur chirurgischen Reinigung der Hände und Unterarme.

Wir AssistentInnen und auch die meisten Oberärzte sind froh, als schließlich von höherer (staatlicher?) Ebene eine andere Lösung für Unterkunft und Betreuung dieser mittellosen Schwangeren gefunden wird. Bis dahin können wir ihnen nur mit dem nötigen Respekt begegnen.

Allerdings fällt uns das mit dem Respekt manchmal nicht so leicht. Denn bei einer größeren Zahl an schwangeren Frauen in einem Riesenwohn- und Schlafsaal zugleich kommt es gelegentlich vor, dass ein Streit zu schlichten ist oder unliebsame Personen, die sich nachts in die Schlafsäle geschlichen haben, zu entfernen sind. Und wer muss dann für Ruhe und Ordnung sorgen: wir junge Assistenten. Spätestens dann, wenn während des Nachtdienstes der Anruf des Pförtners kommt, wir hätten uns schleunigst in das Souterrain zu begeben, wissen wir: „Jetzt wird es ernst!" Zu zweit oder zu dritt machen wir uns auf in die „Höhle der Löwinnen". Dort werden wir dann nicht unbedingt freundlich empfangen und müssen gelegentlich wenig „schmeichelhafte Wortfindungen" über uns ergehen lassen; vor allem dann, wenn wir unter den Betten oder Bettdecken männlichen Besuch identifiziert haben. Mit viel Lärm und vielseitigem Widerstand werden schließlich die unerwünschten Personen hinausbefördert. Nur einmal haben wir keinen Erfolg, sodass die Polizei hinzugezogen werden muss, was wir eigentlich vermeiden wollen.

Was man nicht alles in seiner Ausbildung zum Frauenarzt nebenbei lernen muss!

Wie der Bart in die Universitäts-Frauenklinik kam

Es ist über 50 Jahre her. Eine Saharadurchquerung ist geplant. Ich begleite als Arzt eine Gruppe von 25 jungen Erwachsenen. Wir fliegen nach Tunis und übernehmen acht VW-Transporter, die zuvor nach Tunesien gebracht worden waren und die unter Saharabedingungen auf ihre Tauglichkeit getestet werden sollen. Ich decke den Rückzug und fahre einen der speziell für mich als Mediziner ausgestatteten VW-Transporter am Ende der Reihe. Ein kleiner Behandlungstisch, chirurgisches Instrumentarium, ein Medikamentenschrank mit einem Medikamentenpool,

Anästhesiemittel, ein Sterilisator und ein Kühlschrank mit Antiseren zur Erstversorgung bei Schlangenbissen stehen mir zur Verfügung. Es wird vereinbart, dass ich für die notwendigen gesundheits-prophylaktischen Maßnahmen verantwortlich bin. Wer keinen Sonnenschutz trägt oder Flüssigkeiten bzw. Essen ohne meine Genehmigung zu sich nimmt, wird eindringlich ermahnt, sogar mit Androhung des Ausschlusses im Wiederholungsfall. Dazu ist es erfreulicherweise aber nicht gekommen. Meine Anweisungen werden sehr wohlwollend aufgenommen und akzeptiert.

Wir starten im Süden Tunesiens direkt an der Grenze zu Libyen; dort, wo heute nach dem Sturz Muammar al-Gaddafis verschiedene politische, religiöse und terroristische Gruppierungen immer noch um Machtpositionen ringen. Es geht durch Stein- und Sandregionen Tunesiens und Algeriens bis in die Nähe der südlichen Wüstenregionen, die heute zum Teil von Rebellen bzw. IS-Anhängern beherrscht werden; anschließend weiter durch die Wüste im Südwesten Marokkos, um schließlich in der Nähe von Casablanca an den Atlantischen Ozean zu gelangen. Von Marokko aus überqueren wir die Enge von Gibraltar und treten im Süden Spaniens von Malaga den Rückflug über Paris nach München an.

Jeden Abend müssen die Autofilter gereinigt oder ausgewechselt, das Getriebeöl, die Radaufhängungen, die Keilriemen und die Motoren kontrolliert oder Reifen ausgetauscht werden. Da wir eher Stein- als Sandwüste durchqueren, sind viele Reifenwechsel erforderlich. An manchen Tagen schaffen wir es, eine Entfernung von etwa 300 Kilometern zurückzulegen. Gelegentlich hindern uns aber zu viele größere Steine daran, schneller als Schritttempo fahren zu können. Oder ein Einsinken im Sand lässt uns nur mit Mühe vorankommen; dann sind es auch mal nur 40 Kilometer am Tag, die wir schaffen. Einen Sandsturm müssen wir überstehen, der innerhalb ganz kurzer Zeit über uns hinwegfegt. Noch ganz schnell können wir die Wagen so eng wie möglich in einem Kreis zusammenbringen, bevor wir vom Sand umspült werden. Ein unheimliches Gefühl überkommt mich: alles ringsum ist dunkel, nur das Zischen und Rauschen des Sandes umgibt uns. Nach 10 Minuten ist alles vorbei und das große Reinemachen beginnt.

Entweder übernachten wir mitten in der Sahara in unseren Autos. Dabei müssen wir nachts meistens die Standheizung laufen lassen, da es trotz etwa 25 Grad Celsius kalt ist; denn tagsüber steigen die Temperaturen bis auf 45 – 50 Grad an. Aufgrund der gewaltigen Temperaturunterschiede zwischen Tag und Nacht müssen wir frieren. Oder wir erreichen noch vor der Dunkelheit eine Oase, in der wir eher geschützt sind. Natürlich werden wir mit großem Hallo begrüßt, bestaunt und alles, was wir tun, mit wachen Augen betrachtet.

Als bekannt wird, dass ein deutscher Arzt dabei ist, kommen sehr bald die ersten Oasenbewohner mit kleinen oder größeren Wehwehchen und wünschen, behandelt zu werden. Denn die Oasenbevölkerung weigert sich strikt, die zum Teil vorhandenen kleinen Krankenstationen aufzusuchen. Als Grund wird meistens angegeben, dass nach ihrer Meinung dort nur sehr unfreundliche und faule russische Ärztinnen tätig seien, zu denen keiner Zutrauen habe. Die damalige sozialistische algerische Regierung von Staatschef Houari Boumedienne, der einen am Islam orientierten Sozialismus vertrat, pflegte enge Beziehungen zur Sowjetunion.

Offensichtlich bin ich als Arzt aus Allemagne gefragt und deshalb umringt von Kindern und Erwachsenen. Auch bei späteren medizinischen Einsätzen in Afrika durfte ich immer wieder erfahren, dass Ärzte aus Deutschland sehr geschätzt sind.

Alte und teilweise vereiterte Wunden, die zum Beispiel durch Verletzungen oder als Folge von ausgeprägten Moskitostichen entstanden sind, müssen gereinigt, Verbände angelegt oder Dornen und Sandflöhe aus den Füßen entfernt werden. Vor allem sind Medikamente gegen Durchfall, Husten und Augen- oder Ohrentropfen gefragt.

Als wir nach mehrwöchiger Durchquerung endlich die Atlantikküste erreichen, sind wir happy und suhlen uns nach langer Zeit der Abstinenz im Wasser des Atlantiks.

Eine andere Reisegruppe übernimmt die VW-Transporter und bringt sie zurück nach Deutschland.

In den letzten Tagen vor der Rückkehr nach Europa erleben wir noch einen Hauch von nordafrikanisch-orientalischem Leben mit buntem Treiben auf den Märkten und in den typischen Gassen der Suqs von Marrakesch, Fez und Rabat. Es sind die idealen Orte, um einen Berberteppich zu erwerben. So verbringen wir zwei Tage im Laden eines Teppichhändlers in Rabat, bis wir nach viel Tee, Palaver und Feilschen schließlich – ich glaube, es waren acht – Berberteppiche zu einem äußerst günstigen Preis erhandeln. Ich habe einen zwei x drei Meter großen Teppich erstanden. Aber wie nach Deutschland transportieren? Auf dem Schiff von Tanger nach Gibraltar geht das noch. Aber im Flugzeug? In Malaga verhandeln wir mit der Fluggesellschaft. Da wir zu acht sind, die wünschen, außer ihrem Gepäck auch noch einen Teppich transportiert zu bekommen, wird es schwierig. Nach langen Diskussionen ist die Air France bereit, uns erst einmal nach Paris mitzunehmen. Von dort wollen wir mit der Lufthansa nach München zurückfliegen. Auch das klappt. Vor der Landung auf dem Flughafen Riem – damals gab es noch keinen Franz-Josef-Strauß-Flughafen weit außerhalb von München – sehen wir beim Überfliegen die hell erleuchtete Festwiese des Oktoberfestes: imposant.

An diesem Abend, an dem ich mit reichlicher Verspätung in München lande, findet das traditionelle Feiern der Klinikärzte und der Hebammenschülerinnen der I. Universitäts-Frauenklinik auf der Wies'n statt. Der Termin steht schon lange fest. Selbstverständlich darf ich als Hebammenlehrer nicht fehlen. Was tun? Es ist inzwischen so spät geworden, dass ich nicht erst nach Hause fahren kann, um mich umzuziehen und dem über einige Wochen gewucherten wilden Bartwuchs Einhalt zu gebieten. Also gebe ich mein Gepäck einschließlich Teppich, den ich bis dahin auf dem Kopf transportiere, bei der Gepäckaufbewahrung ab. So treffe ich zwar zu schon vorgerückter Stunde, aber gerade noch rechtzeitig auf die angeheiterte Gesellschaft im Löwenbräuzelt.

Ein großes Hallo bricht aus; denn alle sehen mich unrasiert und mit einem Bart versehen in nicht gerade ansprechender Kleidung! Ich entschuldige mich und versichere, am nächsten Morgen wieder „anständig" in der Klinik zu erscheinen. Aber ein noch größeres Gejohle folgt. Offensichtlich bedrängen die Anwesenden und insbesondere die Hebammen den Direktor der Klinik, der schon ein gewisses Pensum an Alkohol „getankt" hat, er solle mir als Chef der Klinik verbieten, meinen Bart abzurasieren. Und tatsächlich; es ist schon fast Polizeistunde: der Herr Professor steigt auf einen Tisch im Wies'nzelt und ordnet höchst persönlich an, Herr Goebel habe gefälligst seinen Bart stehen zu lassen. Das sei Anordnung von oben! Ein bis dahin vor allem unter dem Vorgänger bestandenes ungeschriebenes, aber streng praktiziertes Gesetz, kein Arzt der Frauenklinik dürfe einen Bart tragen, wird aufgehoben. Seitdem „ziert" mein Gesicht im Gegensatz zum leeren Haupte, von einer kurzen Unterbrechung abgesehen, bis heute ein dezenter Bart.

Im Übrigen dauert es nicht sehr lange und weitere Ärzte der Frauenklinik folgen meinem Beispiel. Bald gehören diese sichtbaren Zeichen der Männlichkeit zum selbstverständlichen Erscheinungsbild in der Klinik. Ich kann mich rühmen, ein Trendsetter gewesen zu sein.

PS.: Der Berberteppich hat lange Zeit in verschiedenen Wohnzimmern als Bodenschmuck gedient und alle Umzüge überstanden, bevor er schließlich vor einigen Jahren seinen Dienst quittieren musste.

Wer entscheidet über Leben und Tod?

Nach der erquickenden Zeit im Kreissaal, in dem das quirlige Leben in vielfacher Weise seinen Anfang nimmt, ist es wahrlich etwas anderes, auf der septischen Station fast Konträres zu erleben.

Als junger Assistent auf der sogenannten septischen Station zu arbeiten, bedeutet eine große Herausforderung für mich. Liegen doch dort die Frauen, die mit schweren septischen Aborten (*fiebrige Fehlgeburten mit Blutvergiftung*) oft ohne Erfolg behandelt werden; meist nach versuchten oder erfolgten induzierten Aborten durch sogenannte Engelmacherinnen, wie die mit unlauteren Mitteln agierenden Abtreiberinnen damals genannt wurden.

Leider waren die diagnostischen und therapeutischen Möglichkeiten noch nicht soweit fortgeschritten wie heute. Daher kam es traurigerweise zu manchen dramatischen lebensbedrohlichen Situationen mit letalem (*tödlichem*) Ausgang. Das war stets eine große Erschütterung für mich.

Auch wurden die sogenannten ausbehandelten Krebs-Patientinnen auf diese Station verlegt. So auch eine 28-jährige Mutter von zwei kleinen Kindern mit einem weit fortgeschrittenen Zervixkarzinom (*Gebärmutterhalskrebs*) im Stadium IV; das heißt der Tumor ist in die Harnblase und das Rektum (*Enddarm*) eingewachsen. Es hat sich eine ausgedehnte Blasen-Rektum-Scheidenfistel (*Gangverbindung zwischen Harnblase, Enddarm und Scheide*) mit ausgeprägter Kloakenbildung gebildet. Das bedeutet: der Urin und teilweise der Kot entleeren sich über die Scheide nach außen; ein schrecklicher Zustand! Diese Frau muss auf der septischen Station getrennt von den anderen Patientinnen untergebracht werden, da sich aufgrund des zerfallenden Tumors und der Entleerung von Urin und Stuhlgang über die Scheide ein unerträglicher Gestank ausbreitet. Außerdem leidet sie unter einem insulinpflichtigen Diabetes mellitus (*Zuckerkrankheit*). Ein schwer zu ertragendes und grausames Ende ist zu erwarten.

Nach etwa vier bis fünf Monaten Einarbeitungszeit übernehme ich während der Urlaubszeit des sonst verantwortlichen Arztes vertretungsweise die ärztliche Stationsleitung.

Kurz bevor er sich in den Urlaub verabschiedet, gibt er mir noch „vertraulich“ den Rat zu überlegen, ob es sinnvoll sei, bei dieser Frau kein Insulin mehr zu spritzen. Dann würde sie langsam ins Koma gleiten und somit einen gnädigen Tod haben. Diese Vorstellung belastet mich in den darauffolgenden Tagen schwer. Ich kann das Insulin doch nicht einfach weglassen.

Die Frau wird danach als „austherapierter“ Fall in der Annahme entlassen, sie werde sehr bald zu Hause sterben. Allerdings ist ihr freigestellt – sofern sie dies wünsche – sich bei Beschwerden oder zur Kontrolle wieder bei uns vorzustellen. Mir wird diese Aufgabe zuteil.

Zunächst kommt sie alle vierzehn Tage, dann vierwöchentlich, achtwöchentlich und schließlich in immer größeren Abständen zu einer Kontrolluntersuchung in die Klinikambulanz. Der Tumor wächst nicht weiter. Schließlich ist, auch nach zehn Jahren, kein Tumor mehr nachweisbar.

Ein Wunder? Ein naturheilkundliches Wirkprinzip á la Sauerstofftherapie nach Professor Dr. von Ardenne? Das heißt mit dem Kontakt des Tumors zu reichlich Sauerstoff wird das Immunsystem des Körpers so gestärkt, dass der Tumor nicht mehr wächst und sogar zerstört wird? Wie auch immer!

Eine wichtige Lehre: Ich habe nicht über Leben und Tod eines Menschen zu entscheiden.

Belastende Zeit in der Strahlenabteilung

Zur Ausbildung eines Gynäkologen gehört die intensive Beschäftigung mit den bösartigen Genitalerkrankungen der Frau.

In der Strahlenabteilung der I. Universitäts-Frauenklinik bestanden dazu in den sechziger/siebziger Jahren des vorigen Jahrhunderts ideale Voraussetzungen.

Gehörte sie doch damals mit etwa 100 Betten und 24 Bestrahlungsplätzen zu den größten gynäkologisch-onkologischen Abteilungen in ganz Deutschland. Zu der Zeit wurden unter den behandelten Genitalkarzinomen die an Gebärmutterhalskrebs erkrankten Patientinnen, die aus ganz Bayern und darüber hinaus nach München überwiesen wurden, noch mit dem radioaktiven Element Radium 226 bestrahlt, das mit 1.600 Jahren eine lange Halbwertszeit aufweist. Deshalb mussten die Frauen mit den zuvor eingelegten Radiumträgern oft über zehn, 12, 18 Stunden in den nach außen hin vor Strahlung geschützten Spezialbetten liegen. Das gewöhnlich in den Vormittagsstunden zur Zerstörung bösartigen Gewebes in die unmittelbare Nähe des Tumors applizierte Radium wurde dann nach Ablauf der entsprechend langen Bestrahlungszeit von uns Assistenten wieder entfernt, oft erst in den späten Abendstunden oder nachts. Diese Aufgabe war nicht angenehm, gehörte aber zur Ausbildung dazu.

Heute erreichen wir diese Wirkung ohne Risiko für das bedienende Personal, indem bestimmte Radioisotope mit sehr kurzer Halbwertszeit so eingesetzt werden, dass sich die Bestrahlungszeiten von bisher Stunden bis Tagen auf Minuten verkürzen – auch zum großen Vorteil für die Patientinnen.

Die Visiten auf den Strahlenstationen sind, insbesondere an den Wochenenden, anstrengend und werden von uns Assistenten als ausgesprochen belastend empfunden. Denn immer wieder Patientinnen mit den unterschiedlichsten Genitalkarzinomen in ihrem Hoffen und Bangen, ihrer Verzweiflung und Zuversicht, ihrer Enttäuschung oder aufkeimenden Freude zu erleben und ihnen Mut zuzusprechen, geht auch an die eigene Substanz. Daher sehnt jeder bei so viel Elend das Ende der Visiten, die oft sehr lange dauern, herbei.

Trotz oder vielleicht gerade wegen der jedes Mal hohen seelischen Belastung möchte ich diese Zeit nicht missen. So erinnere ich mich an Frauen, die heiter und gelassen waren, obwohl sie ihre schlechte Prognose kannten. Andere wiederum klagten permanent, erschienen verzweifelt und/oder depressiv zu sein. Schließlich gab es Frauen, die uns mit einem gewissen aggressiven Unterton bei der Visite herausforderten.

Damit umzugehen, hatten wir vorher nicht gelernt. So entwickelten sich ganz unterschiedliche Gespräche: Manche blieben oberflächlich oder nur sachbezogen, andere wiederum waren sehr persönlich und manchmal tief bewegend. Die meisten Krebskranken aber waren dankbar für die Zeit, die wir uns nahmen, um mit ihnen zu reden und vor allem, wenn wir ihnen etwas Hoffnung geben konnten. Solche Ermutigungen aus dem Munde von uns jungen Assistenten zu hören, war vermutlich die wichtigste Erquickung an dem Tage.

Für die dauernd in diesem Umfeld tätigen Ärzte besteht die Gefahr, gelegentlich dem Alkohol – obwohl im Dienst nicht erlaubt – zugeneigt zu sein, um vielleicht diesem Übermaß an Leid ein wenig aus dem Weg zu gehen. Dafür kann ich ein gewisses Maß an Verständnis aufbringen; auch wenn diese Art von Verarbeitung doch wohl eher als Hilfsangebot zur Verdrängung anzusehen ist.

Wie ist wohl der sehr besonnene, liebenswerte Direktor der Strahlenabteilung, der über Jahrzehnte tagaus tagein onkologische Patientinnen betreute, damit umgegangen? Ich weiß es nicht, habe mich aber auch nie getraut, ihn danach zu fragen.

Heute würde ich das gerne tun, aber es ist zu spät.

Was Abnehmen bewirken kann!

Zur Behandlung einer Ehesterilität suchen in den Siebzigerjahren Frauen aus den Herrscherhäusern Saudi-Arabiens und der Vereinigten Arabischen Emirate die I. Universitäts-Frauenklinik auf.

Ob damals der bayerische Staat ein Abkommen mit den Scheichs vereinbart hat?

So kommen die Ehefrauen von Prinzen oder Ministern aus der Golfregion und belegen Zimmer auf der Privatstation. Gelegentlich sehen wir dann vor den Zimmern der „Behüteten" spezielles Personal (?!) mit Krummsäbeln Wache halten.

Das Ideal dieser männlichen Herrscherriege ist eine wohlgestaltete voluminöse, adipöse Gemahlin; medizinisch ausgedrückt eine Frau mit einer Adipositas permagna (*ausgeprägte Übergewichtigkeit*!). Und darin liegt in den meisten Fällen das Problem.

Da mein Chef gerade auch als sogenannter „Hormonspezialist" bekannt ist und ich ebenfalls in diesem Genre tätig bin, werde ich auf Geheiß meines Chefs mit den Vorbereitungen zur Behandlung dieser Frauen betraut. Nach Erhebung der Anamnese (*Vorgeschichte*) – der Ehemann beantwortet meine Fragen entweder in Englisch oder über einen Dolmetscher – muss erst geklärt werden, ob ich als Mann die Untersuchung der Muslimin vornehmen darf; und wenn ja, dann natürlich nur in Anwesenheit des Ehemannes und zweier Krankenschwestern.

Danach wird es schwierig, denn in den meisten Fällen handelt es sich um eine durch die Adipositas bedingte Amenorrhoe (*Ausbleiben der Periode*) und Anovulation (*fehlender Eisprung*), nachdem andere seltene Ursachen ausgeschlossen sind. Diese Zusammenhänge den Scheichs beizubringen – das heißt wohl gemerkt gegen das Schönheitsideal dieser Männer zu löcken – wer soll das tun? Noch schlimmer: Jetzt kommen diese Ehefrauen der Creme de la Creme von weit her und erwarten von der deutschen Medizin Wunder, und was machen diese deutschen „Experten"? Nichts! Sie empfehlen lediglich: *Abnehmen!*

Denn Reproduktionsmediziner sind fest davon überzeugt, dass sich nach einer vernünftigen Gewichtsreduktion spontan Ovulationen (*Eisprünge*) und dann in einem hohen Prozentsatz ohne eine Behandlung „von alleine" Schwangerschaften einstellen werden. Wir raten daher zu einer Wiedervorstellung der Frauen erst dann, wenn sie nach deutlicher Gewichtsabnahme nicht innerhalb eines Jahres schwanger geworden sind.

Das Abnehmen scheint Wirkung zu zeigen. Denn die Schwangerschaftsrate – sofern die Informationen stimmen – steigt.

Allerdings ebbt dieser Boom von Patientinnen aus den vorderasiatischen Königreichen einige Jahre später ab. Ob die Engländer den Scheichs ein besseres Angebot gemacht oder die bayerischen Unterhändler zu hoch gepokert haben? Jedenfalls wird uns eines Tages mitgeteilt, dass die Behandlungen dieser Frauen nun in Londoner Kliniken erfolgen.

Im wissenschaftlichen Labor

Eine Universitäts-Klinik soll neben der notwendigen Versorgung von PatientInnen auch Ort der Lehrtätigkeit und gleichzeitig Forschungsstätte sein! In der I. Universitäts-Frauenklinik in München existieren deshalb dazu geeignete Einrichtungen.

Mein Arbeitsplatz ist in einem der biochemischen Forschungslaboratorien. Zusammen mit unserem hochverehrten Laborchef Professor Dr. Dr. Kuss, Schüler des bekannten Nobelpreisträgers für Chemie Adolf Butenandt, mit anderen wissenschaftlich tätigen Ärzten der Klinik, unseren Doktoranden und den uns zuarbeitenden hervorragend ausgebildeten chemisch-technischen Assistentinnen sind wir eine eingeschworene Gemeinschaft. Dazu gehören auch immer wieder Gastärzte aus unterschiedlichen Ländern und Kontinenten, die sich für unsere Forschungsvorhaben und Arbeitsmethoden interessieren.

Es wird intensiv geforscht, aber auch immer wieder einmal gefeiert, wenn die Laborarbeiten zu erfreulichen Ergebnissen führen, die dann auf Kongressen vorgetragen und gelegentlich sogar mit Preisverleihungen gewürdigt werden. Diese Nachfeiern bleiben mir in schöner Erinnerung. Denn nach sehr anstrengenden Wochen mit oft nächtlichen Einsätzen, um noch rechtzeitig bestimmte Laborversuche zu einem guten Abschluss zu bringen, hat unser Team verdient, den berechtigten Lohn feierlich zu begehen.

Allerdings müssen wir mit dem Ausschank alkoholischer Getränke besonders vorsichtig sein. Denn die Auswirkungen auf die Teilnehmer sind sehr unterschiedlich. Vor allem bei den Gastärzten aus bestimmten Regionen Asiens, die gerne diese Laborevents mitmachen, führt schon die Einnahme von kleinsten Mengen an Alkohol zu manchmal für uns ungewöhnlichen Reaktionen. Sehr früh treten auffällige körperliche Symptome (*zum Beispiel knallrotes Gesicht, lockere Zunge*) auf. Besonders störend aber ist eine zunehmende Distanzlosigkeit bis hin zu einer gewissen Enthemmung, speziell dem weiblichen Geschlecht gegenüber.

Bei sonst sehr angenehmer Höflichkeit, ja fast vornehmer Zurückhaltung und überaus freundlichem und angenehmen Umgang mit ihnen löst ein solches Verhalten dann doch ein gewisses Erstaunen aus.

Zu ihrer Entschuldigung muss aber betont werden, dass bei einem hohen Prozentsatz der asiatischen Bevölkerung ein genetisch bedingtes Defizit für ein bestimmtes Enzym (*Aldehyddehydrogenase*) besteht. Dadurch wird die Entgiftung der Alkoholabbauprodukte in der menschlichen Leber verzögert. Folglich erhöht sich für den Menschen die Alkoholempfindlichkeit. Schon ein sehr geringer Alkoholgehalt im Blut führt damit zu den Nebeneffekten, die im Allgemeinen in unserem Genbereich erst bei höheren bis hohen Alkoholspiegeln im Blut beobachtet werden.

Jedenfalls haben wir sehr bald gelernt, damit umzugehen und uns auf die Feierlichkeiten gut vorbereitet. Wenn gefeiert wird, haben wir die anwesenden Frauen und insbesondere unsere Labordamen, die meistens begehrtes Ziel der intensiven Kontaktversuche sind, so geschickt platziert, dass eine zu deutliche Annäherung schon frühzeitig unterbunden werden kann. Unsere Ablenkungsmanöver haben auch deshalb Erfolg, weil wir unsere asiatischen Freunde viel von zu Hause, ihren Kindern und ihren beruflichen bzw. wissenschaftlichen Aktivitäten erzählen lassen, so dass sie von Versuchen, etwas anderes zu tun, abgelenkt sind.

Bei den vorsichtigen Gesprächen am nächsten Tag können sich unsere männlichen Partner aus Asien gewöhnlich nicht mehr an ihre Besonderheiten den anwesenden Damen gegenüber am Abend zuvor erinnern.

Eine Kuriosität!

Im Laufe der Schwangerschaft steigen normalerweise bestimmte weibliche Hormone, wie zum Beispiel die Östrogene im Blut der Frau kontinuierlich an. Sie werden dann mit dem mütterlichen Urin ausgeschieden. Bei verschiedenen Erkrankungen der Mutter kann es allerdings im Verlauf der Schwangerschaft zur Störung, das heißt zum Abfall der Produktion dieser Hormone kommen, die dann eine Gefährdung des Kindes anzeigen kann.

Vor etwa 50 Jahren galt daher die *Östrogenbestimmung im 24-Stunden-Urin* der Schwangeren als beste biochemische Methode, um die Gefährdung des Kindes intrauterin (*im Mutterleib*) zu erfassen.

Der große Nachteil der Bestimmung der Östrogene im Urin liegt dabei auf der Hand: die Schwangere muss 24 Stunden lang allen Urin auffangen und sammeln, was viele Frauen als sehr lästig empfinden. Abgesehen davon können beim Urinsammeln Verluste durch falsches Timing und Unachtsamkeit möglicherweise das Ergebnis verfälschen. Zudem kommt es durch das Sammeln über 24 Stunden und die Bearbeitungszeit im Labor natürlich zu einer Verzögerung, bis das Messresultat vorliegt.

Dazu eine nette Begebenheit aus der Routine des klinischen Alltags:

Eine Schwangere sammelt ihren Urin 24 Stunden, damit im Labor daraus der Östrogengehalt gemessen werden kann. Mit dem Ergebnis soll eine mögliche Gefährdung des Kindes abgeschätzt werden.

Nach Ende des 24-stündigen Sammelns schleppen die Schwestern der Station in mehreren Behältern über 20 Liter Urin von dieser – wohlgemerkt – *einen* Patientin ins Labor. Normalerweise beträgt die Urinmenge pro 24 Stunden nur etwa 2 bis 3 Liter Urin, das heißt nur ein Zehntel.

Die Laborantin ist außer sich in der Meinung, die Schwestern hätten auf der Station den Urin von **mehreren Schwangeren** zusammengeschüttet. Denn mehr als 20 Liter Urin von einer Patientin: das kann doch nicht sein! Sie verständigt sofort den Chef des Labors.

Prompt folgt der Anruf auf der Station. Die Oberschwester kommt aufgeregt zu mir gelaufen: „*Der Chef des Labors ist sehr aufgebracht am Telefon und will Sie dringend sprechen!*" Ich kann mir schon denken, was kommt. „*Herr Goebel, was fällt Ihnen ein, so etwas zuzulassen?*" In sehr ruhigem, ja fast gelassenem Ton frage ich – sehr frech: „*Herr Professor Kuss, haben Sie schon etwas von einem* ***Diabetes insipidus*** *gehört?*"

In der Tat, es war kein Scherz, sondern eine Variation aus dem medizinischen Raritätenkabinett. Die Patientin litt nämlich, unabhängig von ihrer Schwangerschaft, an dem sehr seltenen Krankheitsbild eines *Diabetes insipidus*, der gekennzeichnet ist durch eine Polyurie (*stark vermehrte Urinausscheidung*) und daraus folgend einer Polydipsie (*gesteigertes Durstgefühl mit stark vermehrtem Trinken*). Ursache dieser Störung ist ein Fehlen oder eine unzureichende Produktion des sogenannten antidiuretischen

Hormons, das die Rückgewinnung von Wasser in der Niere reguliert und so den Urin konzentriert.

P.S. Heute gibt es bessere Möglichkeiten als die Östogenbestimmung im 24-Stundenurin, um Gefährdungen des Kindes rechtzeitig zu erkennen.

DDR-Besuche

Als Wissenschaftler an bayerischen Universitäten werden wir zur Regierungszeit des bayerischen Ministerpräsidenten F. J. Strauß immer wieder zur Teilnahme an nationalen bzw. internationalen Kongressen universitärer Einrichtungen der DDR animiert. Diesem Streben nach Austausch hatte F.J. Strauß mit seinen politisch-wirtschaftlichen Kontakten zur damaligen DDR-Führung Vorschub geleistet. Es sollte wohl auch zur atmosphärischen Aufhellung des Klimas während des politischen Schmusekurses zwischen der DDR-Führung und Bayerns Staatsregierung beitragen.

Die Besuche von endokrinologischen (*Hormon-*) Kongressen, wie zum Beispiel an der Universität in Leipzig oder Jena, auf denen wir Westler bei der Demonstration wissenschaftlicher Ergebnisse allein schon durch unsere besseren Kommunikationstechniken auffallen, nutze ich, um auch diakonische Einrichtungen in der DDR aufzusuchen. Vor allem kann ich nach dem Kongressende als Staatsgast der DDR den von der Regierung völlig vernachlässigten diakonischen Krankenhäusern in verschiedenen Städten, wie in Leipzig, Dresden und Wittenberg, fehlendes medizinisches Instrumentarium mitbringen.

Vor Antritt der Reisen nach drüben erkundige ich mich bei den Ärzten und Pflegekräften dieser Krankenhäuser, was sie am allerdringlichsten benötigen. Die Antwort, die wir uns im Westen gar nicht vorstellen können, kommt prompt: *sanftes Toilettenpapier* – ein besonders begehrtes und sehnsüchtig erwünschtes

Sanitätsprodukt! Offensichtlich verdient das dort einzig erwerbbare Toilettenpapier eher den Namen „Schmirgelpapier". Denn dessen Verwendung führe bei den bettlägerigen Kranken zu erheblichen Folgeerscheinungen am Allerwertesten – so die Aussagen der Betroffenen.

Deshalb stopfe ich jedes Mal akribisch den Kofferraum meines Autos voll mit medizinischen Apparaten, wie zum Beispiel EKG-Apparaten, Monitoren, CTG-Überwachungsgeräten, dem erforderlichen Zubehör und darüber bis zur Decke mit Toilettenpapier.

Natürlich falle ich damit beim Grenzübertritt auf und wecke insbesondere die Neugier der Vopos.

Obwohl Gast der DDR-Regierung, steigt der Adrenalinspiegel stetig an, je mehr ich mich dem Grenzkontrollposten nähere. Zunächst werde ich gewöhnlich in ziemlich rauem Ton von einem Vopo empfangen und zur Passkontrolle sowie Öffnung der Autoheckklappe aufgefordert. Sehr rasch ändert sich das Verhalten, wenn ich den kleinen, aber bedeutsamen Wisch: *Staatsgast der DDR* hervorhole, der quasi den Freifahrtschein zur Einreise in die Deutsche Demokratische Republik bedeutet. Mit meinem Dokument bin ich persona grata; es hindert selbst die neugierigsten und forschesten Vopos daran, meinen Wagen zu durchsuchen.

Bei einem der Grenzkontrollen nehme ich den äußerst verwunderten Gesichtsausdruck des die Grenze „schützenden Bewachers" wahr und frage ihn, ob er auch – statt eines Reibeisens – lieber ein weiches Toilettenpapier vorziehe. Ich reiche ihm eine Rolle; er schaut sich nach allen Seiten um, nimmt sie schnell an sich und versteckt sie rasch unter seiner Uniform.

So bleibe ich stets unbehelligt; auch wenn ich bei jedem Grenzübertritt ein mulmiges Gefühl in der Magengegend spüre. Unsichtbare Geister, meistens Wartburgs mit speziellen Insassen, verfolgen mich fast während des gesamten Aufenthaltes im sozialistischen Friedensstaat.

Im Wissen um solche offiziellen Kongressbesuche versuchen die Ärzte der diakonischen Krankenhäuser im Anschluss an die Tagungen in ihren Einrichtungen selbst interne Fortbildungsseminare abzuhalten, an denen ich dann teilnehmen darf. Damit habe ich die Möglichkeit zu Begegnungen mit den dort tätigen Ärzten; unter anderem auch mit Dr. Wolfgang Böhmer, dem gynäkologischen Chefarzt der Frauenklinik am Paul-Gerhardt-Stift, dem Diakonissen-Krankenhaus in der Lutherstadt Wittenberg.

Zu dieser Zeit ahnte sicherlich keiner von uns, dass er als ein Gynäkologe später zum Ministerpräsidenten von Sachsen-Anhalt (von 2002 bis 2011) gewählt werden würde.

Das Ehepaar Böhmer wohnte damals in einem Haus, das sich – wenn ich es richtig in Erinnerung habe – unmittelbar gegenüber der Vopozentrale von Wittenberg befand.

Ohne es zu wissen, parke ich mit meinem Auto fast direkt neben dem Eingang zur Stasizentrale Wittenberg. Meine Frau und ich müssen schmunzeln, als sich an allen zur Straße zu befindlichen Fenstern vorsichtig Gardinen bewegen und neugierige Augen über den Gardinenstangen das vor ihnen ablaufende Geschehen verfolgen. Sehr gemächlich und wohl ein wenig provozierend hole ich den für das Ehepaar Böhmer bestimmten Korb mit westdeutschen Kleinigkeiten aus dem Kofferraum. Was wohl die Gardinengucker dabei gedacht haben mögen?

Die eher vertraulichen Gespräche werden vorsichtshalber bei einem Stadtrundgang durch Wittenberg geführt. Luther und Melanchthon dürften damals ob der schändlichen Vernachlässigung der historischen Gebäude und Häuser durch die sogenannten verantwortlichen Kulturschaffenden der DDR-Regierung in dieser berühmten Stadt an der Elbe im Grab rotiert sein.

So ein „Schmarrn“!

Zumindest vor über 45 Jahren musste im Fachbereich Medizin in Bayern noch vor einer offiziellen *Erteilung der Lehrbefähigung und Lehrbefugnis* eine Habilitationsschrift (*eine selbständige besondere schriftliche wissenschaftliche Arbeit*) verfasst werden. Diese wird von zwei Gutachtern beurteilt, ob sie die erforderlichen wissenschaftlichen Standards erfüllt. Zudem muss der Habilitant ein Kolloquium der Medizinischen Fakultät vor den hohen Herren verschiedener Fakultäten überstehen, bevor er schließlich als Dozent an der Universität lehren darf. Abschließend führt er sich mit einer Antrittsvorlesung in den Lehrkörper ein.

Die Einladung zu meiner Antrittsvorlesung ergeht an die gesamte Medizinische Fakultät in München. Neben den Studenten, Assistenten, Oberärzten, Hebammen und einem Teil der Schwestern der Universitäts-Frauenklinik sind verschiedene Chefs anderer Universitäts-Kliniken und der ehemalige berühmte Direktor der Chirurgischen Universitäts-Klinik in München, Professor Dr. R. Zenker, der die erste Herztransplantation in Deutschland durchgeführt hat, sowie sein Schwager, Professor Dr. Gustav Döderlein, ehemaliger Ordinarius einer Universitäts-Frauenklinik, zugegen. Natürlich freue ich mich darüber, dass auch Familienangehörige und Freundinnen und Freunde von meiner Frau und mir dabei sind; insgesamt ein voller Hörsaal!

Da das Thema Angst ohne Zweifel gerade in dem Fachgebiet der Frauenheilkunde eine gravierende Rolle spielt, halte ich es für angebracht, mich mit der Angst in der Gynäkologie und Geburtshilfe zu beschäftigen und vielleicht diese Thematik in einer Vorlesung zu behandeln. So habe ich meinem Chef, dem Direktor der Frauenklinik, den Vorschlag unterbreitet, meiner Antrittsvorlesung das Thema zu geben: *Das Problem der Angst in der Gynäkologie und Geburtshilfe*. Er ist sofort damit einverstanden.

Nach einer kurzen Einführung zum *Problem der Angst* in den verschiedenen Bereichen des Lebens (Existenzphilosophie, Anthropologie, Psychopathologie, Wissenschaft, Religionsphilosophie, aber auch in der Dichtung und bildenden Kunst) gehe ich auf die einzelnen Formen der Angst ein, die uns in der Gynäkologie und Geburtshilfe begegnen, sowohl im „Normalen" als auch im Lichte unterschiedlicher Krankheitsbilder.

Eine nette Begebenheit ereignet sich bei meiner Antrittsvorlesung.

Während des Vortrags lege ich unter anderem die Vorstellungen von Sigmund Freund, dem Vater der Psychoanalyse, zur Bedeutung der Angst unter der Geburt für die spätere Entwicklung des Kindes dar – Freud sah im ursprünglichen Erlebnis des Geburtsaktes die primäre Angstquelle. Offensichtlich hat der schon etwas betagte Professor Gustav Döderlein den Zusammenhang, in dem ich die Thesen vom „Grand Seigneur der Psychoanalyse" erwähne, nicht so richtig einordnen können. So kommentiert er recht laut die Thesen Freuds, zu seinem neben ihm sitzenden Schwager gewandt: *„So ein Schmarrn!"* Zenker erwidert darauf flüsternd: *„Sei still, Gustav, davon verstehst du nichts!"*

Da beide unmittelbar im Abstand von vielleicht etwa zwei Metern vor mir im Rundell des Hörsaals sitzen, bevor die steilen Treppenstufen zu den im halbovalen Rund bestehenden vollbesetzten Sitzreihen aufsteigen, habe ich den Small Talk zwischen den beiden sehr gut mitgehört. Er hat mich nicht aus der Ruhe gebracht, obwohl ich am liebsten lauthals gelacht hätte. Aber ich musste mich ja weiter konzentrieren.

Natürlich ist dieses Intermezzo bei der nachfolgenden Feier in unserem Ärztekasino der Frauenklinik das Gesprächsthema Nr. 1, als ich diesen Diskurs zur allgemeinen Erheiterung zum Besten gebe. Mein Chef lacht sich kaputt.

Weihnachtsbescherung

Der Klinikalltag in einer Universitäts-Frauenklinik vor fast 50 Jahren war hart. Die Arbeit macht mir aber Freude, sodass ich auch Grenzsituationen und Belastungen gerne auf mich nehme. Diese stellen sich meistens während der Dienste als Oberarzt – vor allem an Wochenenden oder Feiertagen, wie zum Beispiel zu Weihnachten – ein. Da ich erst kurz verheiratet bin und meine Frau und ich noch keine Kinder haben, fällt mir zu den „hohen" Feiertagen als Jüngster der Oberarztdienst zu.

Ein Weihnachtsfest werden wir beide nicht so schnell vergessen.

Wie zu Heiligabend üblich, feiern wir Diensthabenden, das heißt zwei Assistenten für den Kreißsaal, ein Assistent für die operative Station bzw. die Ambulanz, ein Assistent für die onkologische (Strahlen)-Abteilung, eine MTA (medizinisch-technische Assistentin) und der Oberarzt sowie die dazugehörigen Partner – wenn vorhanden – im Kasino der Klinik an einem schön weihnachtlich dekorierten Tisch.

Damals hatten wir in der Universitäts-Frauenklinik noch ein wunderschönes Ärztekasino in den altehrwürdigen Räumen der Klinik. Liebenswerte gute Geister versorgten uns in rührender Weise. Es war stets ein Treff der Klinikärzte zum Entspannen, wenigstens für eine kurze Zeit.

Zu Weihnachten lief wie immer das volle Programm, besonders im Kreißsaal, sodass die Hebammen im Kreißsaal im ersten Stock gewöhnlich so viel zu tun hatten, dass sie nicht mit uns im Kasino feiern konnten.

Auch zu Weihnachten 1975 – ich bin der diensthabende Oberarzt – ist es so geplant. Die Küchenfeen und unsere diensthabende medizinisch-technische Assistentin haben alles wunderbar hergerichtet. Gerade sind wir im Kasino zum Weihnachtsessen versammelt und haben uns an dem reich gedeckten und geschmückten

Tisch niedergelassen, als plötzlich genau die fünf Farben an der Wand aufflackern, die „wir so lieben!“: *Kreißsaalalarm!*

Da es zu der Zeit noch keine Klinikhandys gab, war in jedem Klinikraum an einer Wand ein fünffarbiges Signalband angebracht. Jeder Farbcode hatte eine bestimmte Bedeutung. Das Blinken dieser Farbbänder zeigte eine mehr oder weniger akute Gefahrensituation an, zum Beispiel auf einer Station, im Operationssaal oder im Kreißsaal. Dann hieß es für alle, sich so schnell wie möglich dorthin zu begeben. Wenn die fünf Farben zur gleichen Zeit blinkten, bestand *höchste Alarmstufe* im Kreißsaal. So auch an diesem Heiligen Abend!

Alle springen auf und rennen die paar Stufen hinauf in den ersten Stock. Sekunden später sind wir vor Ort. Eine Schwangere mit einem akuten Eklampsieanfall (*Krampfanfall in der Schwangerschaft oder unter der Geburt aufgrund stark erhöhter Blutdruckwerte und einer krankhaften Eiweißausscheidung*) und eine junge Hebamme mit schmerzverzerrtem Gesicht, deren Finger der rechten Hand eingekeilt zwischen den fest verschlossenen Zähnen des Ober- und Unterkiefers der Patientin stecken, sind unsere *Weihnachtsgeschenke.*

Die Hochschwangere ist unmittelbar vorher vom Rettungsdienst eingeliefert worden. Sie krampft schon im Aufnahmeraum zum Kreißsaal, hat sich auf die Zunge gebissen mit Schaum vor dem Mund und ist cyanotisch (*blau angelaufen*). Eine junge Hebamme, die ihr als Erste begegnet, versucht reflexartig, die Zunge der krampfenden Frau mit ihren Fingern zurückzuschieben, um einen Zungenbiss zu vermeiden; normalerweise schiebt man einen Gummikeil zwischen die Zähne; aber die Hebamme schafft es nicht mehr mit dem Keil; ihre eigenen Finger werden von den Zähnen der Frau erfasst. Die „energiegeladenen Beißwerkzeuge“ der krampfenden Schwangeren verhindern jeglichen Versuch, sie selbst mit Brachialgewalt aus dem Mund befreien zu können.

Sofortiges Handeln tut not. Sedieren und Krampf lösen ist das Gebot der Sekunde: schnell Diazepam (*sedierend und entspannend*) spritzen, hochdosiertes Magnesium infundieren, möglichst den extrem hohen Blutdruck dosiert stabilisieren und die Schwangere relaxieren, um die Finger der Hebamme zu befreien.

Sobald dies gelungen ist, haben wir zwei Kranke weiter zu behandeln: während einerseits schnell die Vorbereitungen zum sofort gebotenen Kaiserschnitt laufen, erfolgt andererseits parallel die Handversorgung der Hebamme. Auch im Anschluss an den Kaiserschnitt treten noch zwei weitere Krampfanfälle auf. Für Vollbeschäftigung die ganze Nacht über ist gesorgt.

Meine junge Frau, die trotz Klinikbelastung gehofft hat, wenigstens ein wenig mit ihrem Mann zusammen den Hauch von Weihnachten zu erleben, muss währenddessen die Heilige Nacht über in meinem Klinikzimmer auf mich warten; und dieser Kerl erscheint nicht!

Auch aus einem ganz anderen Grund sind die Weihnachtsdienste für uns nicht gerade entspannend. Es scheint sich bei den Prostituierten von der Landsbergerstraße – die damals bekannteste Strichmeile in München – herumgesprochen zu haben, dass man zu Weihnachten in der „Maistraße" (*gemeint ist unsere Klinik, die sich in der Maistraße in der Münchener Innenstadt befindet; sie wird daher auch oft als Maistraßenklinik bezeichnet*) freundlich behandelt wird. Da ihnen am Tag der Geburt Jesu – beim Ausbleiben der Freier – vielleicht die innere Leere und die Sehnsucht nach emotionaler Zuwendung bewusstwerden, kommen sie meist mit fadenscheinigen Symptomen als „Notfall" zu uns. Wenn wir ihnen dann empathisch begegnen, sind sie nach der Untersuchung, die wir schon aus rechtlichen Gründen vornehmen müssen, häufig sehr offen, ja redselig. Nicht selten erzählen sie dann bei ein bisschen Gebäck und einem alkoholfreien Punsch, den wir ihnen anbieten, aus ihrem Leben und laden ein wenig ihren Frust und ihr Elend bei uns ab. So können wir nur erahnen, was wirklich in ihnen vorgeht!

PS: Wenn es die wenigen freien Stunden um Weihnachten herum zulassen, besuchen meine Frau und ich den meist verschneiten Marktplatz vor dem Münchener Rathaus im Zentrum der Stadt mit den hübschen Ständen, an denen Schmuck, Schnitzereien, natürlich auch weihnachtliches Gebäck und Punsch verkauft wird, oder bummeln durch die reich geschmückten Einkaufsstraßen der Altstadt. München ist einfach einladend schön!

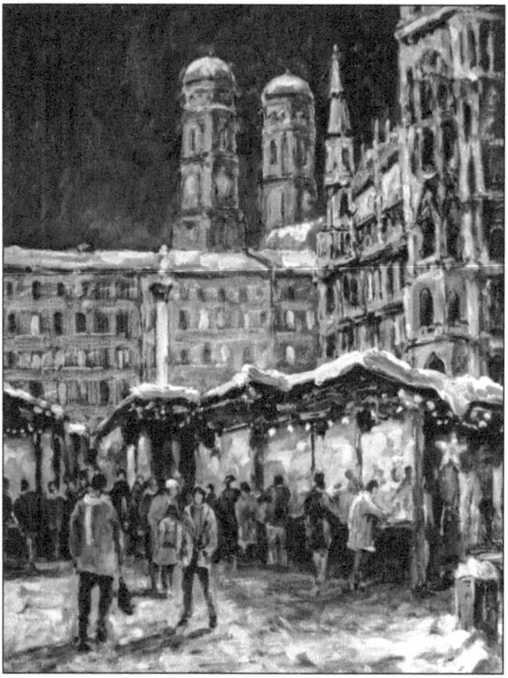

Weihnachtsmarkt vor dem Rathaus in München
(Ölgemälde von Joachim Oberländer; mit freundlicher Genehmigung)

Das Bild hat Joachim Oberländer gemalt, der jetzt als Künstler in der Nähe von München wohnt. Etliche Jahre war er der Vorsitzende der Münchener Künstlergenossenschaft von 1868. Wir kennen uns schon seit Ende der sechziger Jahre, als er noch in seinem Erstberuf als Bauingenieur tätig war. Die professionelle Liebe zur Malerei hat er später entdeckt.

Was die Kinderwunschsprechstunde mit der Krippe im Bayerischen Wald zu tun hat!

Einen Schwerpunkt im Rahmen der Hormon-Ambulanz in der I. Universitäts-Frauenklinik bildet die sogenannte Kinderwunsch-Sprechstunde, in die Ehepaare aus ganz Bayern mit oft recht diffizilen Fertilitäts-Problemen überwiesen werden und die stark frequentiert ist.

Besonders die Geschichte eines Ehepaares aus einem winzigen Ort im Bayerischen Wald geht mir sehr nahe. Die Frau wächst als eines von neun Kindern auf einem Bauernhof auf und heiratet mit 23 Jahren einen Mann, der den Beruf eines Krippenschnitzers ausübt. Alle ihre Geschwister haben inzwischen Kinder; nur bei ihr will sich – nach 12 Jahren Ehe – kein Nachwuchs einstellen. Gerüchte im Dorf entstehen, warum sie nicht schwanger wird. Man munkelt, dass etwas mit ihr oder ihrem Mann nicht „stimmt". Die Wallfahrt nach Altötting, dem wundersamen heiligen Ort der Kindervermehrung, hat nicht gefruchtet.

Schließlich fasst sie sich ein Herz und sucht nach langen inneren Kämpfen und trotz erheblicher Widerstände aus ihrer Umgebung die Sterilitäts-Sprechstunde in der I. Universitäts-Frauenklinik auf. Zyklusstörungen mit fehlenden Ovulationen (*Eisprüngen*) dürften die Ursache für ihren bisher unerfüllten Kinderwunsch sein. Mit viel Geduld erträgt sie die eingeleiteten Behandlungen und nimmt häufige mühevolle Reisen vom Wohnort nach München auf sich. Es vergehen Monate, ohne dass eine Schwangerschaft eintritt. Fast will das Ehepaar eine weitere Therapie aufgeben. Ein letzter Versuch: sie erhält eine sogenannte Gonadotropin-Kur (*spezielle Medikamente zur Auslösung eines Eisprungs*) mit Terminierung der Ovulation und homologer Insemination, das heißt der Samen des Mannes wird gezielt in die Gebärmutter der Frau appliziert. Es klappt und nach neun Monaten wird sie von einem gesunden Buben entbunden. Dieses Strahlen der Eltern vor Glück nach unendlichen Mühen werde ich nicht mehr vergessen.

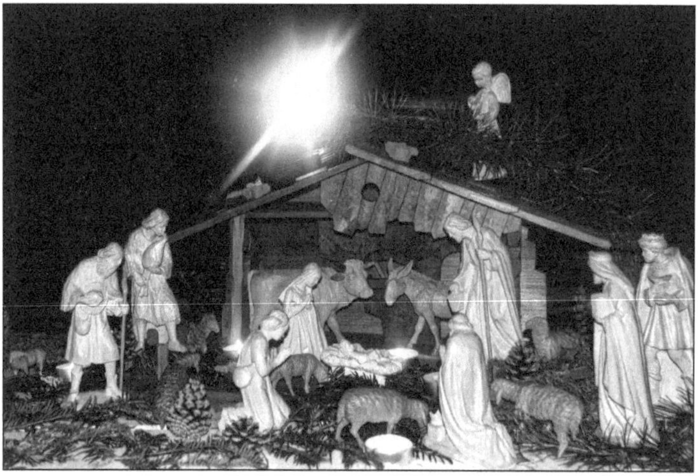

Weihnachtskrippe aus dem Bayerischen Wald

Einige Monate später werden wir von dem Ehepaar eingeladen. Wir besuchen sie im Bayerischen Wald und bewundern neben dem sich prächtig gedeihenden Jungen das beeindruckende Schnitzhandwerk des Vaters. Wir bestellen eine Krippe nach unserem Wunsch und erhalten sehr bald wunderschöne handgeschnitzte Hirten, die drei Könige, Maria und Josef, Ochs und Esel, acht Schafe und schließlich das Kind in der Krippe. Ich liebe diese Krippe; sie schmückt zur Weihnachtszeit unser Wohnzimmer bis heute.

Die meisten Assistenten der Klinik zeigen während ihrer Ausbildung zum Facharzt kaum Interesse an endokrinologischen (hormonellen) Fragestellungen; denn die dazu zwingend notwendige Beschäftigung mit der Theorie erscheint ihnen oft zu mühsam zu sein. Abgesehen davon, dass Operieren und im Kreißsaal Geburtshilfe betreiben, viel attraktiver und kurzweiliger sind. Das ändert sich aber ganz schnell, wenn die Niederlassung angestrebt wird. Denn sie wissen genau: in der alltäglichen Praxis eines Frauenarztes spielen die Hormone der Frau und die damit in Verbindung stehenden Probleme eine bedeutende Rolle.

So wollen sie noch rasch und noch soeben mal von der ambulanten Hormonsprechstunde profitieren. Dann pflegen wir „Hormonspezialisten" ihnen zu sagen, dass die 3 bis 4 Wochen Hospitation eigentlich nicht ausreichend sind. Aber – wie es dann so ist – muss jetzt alles ganz schnell und sofort geschehen. So sind wir während und nach der Hormon- und Sterilitätssprechstunde stets dringlich gefragte Gesprächspartner.

Während meiner gesamten 35-jährigen Kliniktätigkeit in der Frauenheilkunde hat sich daran bis heute – wie mir immer wieder bestätigt wird – nichts geändert. Auch in den Facharztprüfungen, die ich als Prüfer oder Prüfungsvorsitzender in der Ärztekammer über Jahrzehnte mitgestalten durfte, muss ich feststellen: auf dem Gebiet der Hormone bestehen die meisten Defizite.

„Talk im Turm"

Mein Chef residiert neben der imposanten Bibliothek von einem sehr großräumigen Direktoratszimmer im ersten Stock des Universitätsgebäudes aus. Ein gewaltiger Schreibtisch – allerdings nicht so weitläufig wie der von „Monsignore" Putin im Kreml – steht mittig im Raum und zeigt Wirkung. Er ist gefüllt mit stapelweise übereinander liegenden Büchern und Zeitschriften.

Offensichtlich reicht seine Fläche nicht aus. Denn zusätzlich wird ringsum der Teppichboden als Ablagefläche benutzt.

Sich in diese „heiligen Hallen" zu begeben, bedeutet: ein Rapport beim Chef steht an. Meistens sind es die Oberärzte, die ihm zu berichten haben. Der Anlass ist entweder die gewünschte Sachlageschilderung zu einer besonderen Alltagssituation in der Klinik oder die Diskussion über eine geplante Publikation bzw. ein Paper, das zusammen mit dem Nachtschwärmer Professor Zander zur Veröffentlichung ansteht. Es dauert allerdings nicht lange und das Gespräch schweift ab, um bei seinen geliebten Themen über Gott und die Welt zu landen, insbesondere wenn ein dazu passender Artikel soeben im Feuilleton einer großen Tageszeitung erschienen ist. Ein solches Gespräch endet gewöhnlich erst weit nach Mitternacht.

Daher sind die Nächte kurz, vor allem während der Oberarztdienste. Insbesondere dann, wenn der Nachtpförtner so gegen 2.00 Uhr in der Frühe anruft: *„Herr Oberarzt, sie sollen zum Chef kommen!"*

So vergehen die Morgenstunden, bis sich der Chef schließlich nach Hause begibt, um nach sehr kurzem Schlaf wieder gegen 10.00 Uhr vormittags zur Vorlesung oder im OP-Saal zu erscheinen, während bei den Oberärzten der Nachtdienst ganz selbstverständlich ab 8.00 Uhr morgens gleitend in den neuen Tagdienst übergeht.

Da sich diese nächtlichen Rituale immer mehr häufen, bin ich mit den Pförtnern übereingekommen, dass sie mich nach etwa einer Stunde beim Chef über Funk anrufen sollen: *„Herr Oberarzt, sie werden dringend im Kreissaal benötigt!"* Zwar fühle ich mich einerseits geehrt, dass meinem Chef offensichtlich an einem Austausch gelegen ist, aber andererseits bedeutet dies während der Nachtdienstzeit eine enorme Mehrbelastung, die sich vor allem in einem deutlichen Schlafdefizit niederschlägt.

Taufe in der Klinikkapelle

Unsere Frauenklinik zeichnet sich durch etwas ganz Besonderes aus: innerhalb des Klinikgeländes integriert in den quadratischen Gesamtbau befindet sich eine stattliche Kapelle mit dem typischen bayerischen Zwiebelturm. Sie steht als Andachts- und Gottesdienstraum allen MitarbeiterInnen und Besuchern zur Verfügung, zumal die schon immer zum Klinikpersonal gehörenden Nonnen und geistlichen Würdenträger die Betreuung der Kirche wahrnehmen. Darüber hinaus findet ein- bis zweimal im Monat ein Taufgottesdienst statt, in dem die Eltern ihre in unserer Klinik geborenen Kinder taufen lassen können. Das ist ein großes Fest, an dem natürlich auch alle Klinikangehörige teilnehmen dürfen. Auch unser Chef hat viel Freude daran.

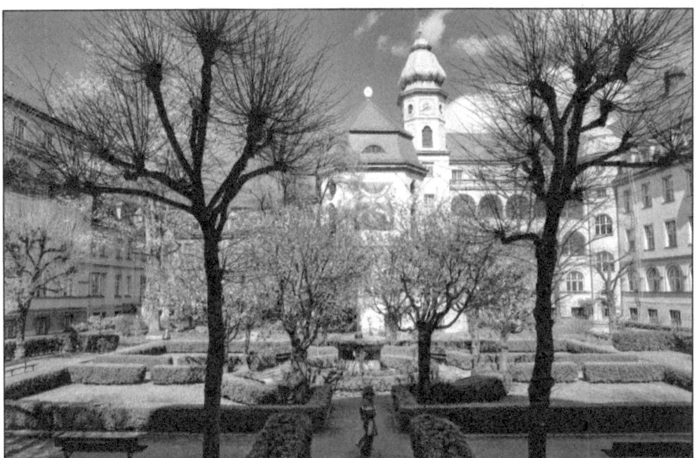

Innenhof der ehemaligen Universitäts-Frauenklinik mit Klinikkapelle im Hintergrund

(Mit freundlicher Genehmigung Roman Lorenz design alliance München)

Da er bei der Einstellung neuer ärztlicher MitarbeiterInnen insbesondere AssistentInnen mit speziellen Hobbys auszuwählen pflegt, vor allem solche, die zum Beispiel ein Instrument spielen, ist auch der musikalische Rahmen des Taufgottesdienstes – von ärztlichen Musikern ausgeführt – gewährleistet.

Beachtliche Musikstücke gelangen zur Aufführung. Das spricht sich herum, sodass begehrt ist, seine Kinder, die bei uns das Licht der Welt erblicken, auch bei uns taufen zu lassen. Die Kirche ist dann proppenvoll. Das Gewusel der älteren Geschwister, das Geschrei der Säuglinge, die von Weihrauch geschwängerte Luft, vom Kerzenlicht in neblige Schwaden geteilt, und die durchdringenden Klänge der Instrumente verleihen dem Ganzen eine nachhaltige Note.

Diese Erlebnisse gehören zu den wunderschönen bleibenden Erinnerungen in meinem Leben.

Theaterarzt

Zu den angenehmen Seiten der Tätigkeit, im Dienst der medizinischen Fakultät Münchens zu stehen, zählt, dann und wann als Theaterarzt umsonst die Aufführungen in den Kammerspielen, im Residenztheater oder in der Staatsoper zu erleben. Allerdings ist es mit dem Erleben nicht immer so. Denn wenn ich das Pech habe, dass ein Schauspieler im betrunkenen Zustand seine Rolle spielen will bzw. soll oder während des Balletts immer wieder Balletteusen wegen Distorsionen (*Verstauchungen*) oder anderer körperlicher Wehwehchen hinter der Bühne behandelt werden müssen, habe ich mich zu früh gefreut. Dann ist mein ganzes medizinisches Wissen gefordert. Wie kriegt man es hin, einen Schauspieler, voll des süßen Weines oder anderer alkoholischer Getränke und kaum zum Stehen fähig, für den nächsten Bühnengang fit zu machen? Heroisches habe ich mir ausgedacht: mehrmals Eintauchen in eine mit kaltem Wasser gefüllte Badewanne,

Coca-Cola-Trank und die Verabreichung eines stabilisierenden Kreislaufmittels. So kann ich ihn weitgehend unbeschadet über die Auftritte hinüberretten.

Darüber hinaus helfen mir die früheren Erfahrungen in der kleinen Chirurgie, die Verstauchungen an den grazilen Unterschenkeln und Füßen bzw. Gelenken der Balletteusen wenigstens für ein bis zwei Stunden so zu behandeln, dass sie ihre Rollen zu Ende tanzen können.

Weltkongress in Moskau

Vor 50 Jahren fliegen meine Frau und ich von München aus über Wien zum *Weltkongress für Gynäkologie und Geburtshilfe* nach Moskau. Schon beim Ausstieg aus dem Flugzeug am 35 Kilometer außerhalb Moskaus gelegenen internationalen Flughafen Domodedowo und während der Fahrt durch die Vororte Moskaus bis zum Hotel empfinden wir eine gewisse Beklemmung: Ist es nur ein Vorurteil oder doch eine Atmosphäre, die durch die ganz andere Art und Weise des Lebens in einem diktatorisch geprägten Land schon jetzt lähmend auf uns zu wirken scheint? Ob es unsere Unterkunft im größten Hotel Moskaus betrifft oder die ständigen Kontrollen, die Verbote, die Begegnungen mit den Moskauern, die neben den martialischen Auftritten der Polizei und des immer und überall präsenten Militärs einen eher einschüchternden Eindruck auf uns machen; das alles verunsichert.

Wir wohnen – wie die meisten Westdeutschen – in dem 21 Stockwerke hohen Riesenhotel *Rossija*, das mit 3170 (!) Zimmern bis zum Jahre 2005 als das größte Hotel Europas galt. Dem Mammutbau in unmittelbarer Nähe des Kremls soll zuvor ein ganzes Stadtviertel zum Opfer gefallen sein. Unter angeblich bis heute ungeklärten Umständen brach am 25. Februar 1977 im Hotel ein Feuer aus. 42 Menschen kamen um. Es wurde schwer beschädigt und schließlich im Jahr 2006 abgerissen. Später legte die Stadt Moskau in diesem Areal einen Park an.

Nur *ein* bewachter Eingang (die Hälfte einer Flügeltür) bietet uns Zugang zum Inneren des Hotels Rossija. Das Stockwerk, in dem wir unser Zimmer haben, wird genauso überwacht; eine weitere Kontrolle findet schließlich noch unmittelbar vor dem Eintritt in unser Zimmer statt.

Zudem werden wir in jeder Nacht zwischen 2.00 und 5.00 Uhr mehrmals durch anonyme Telefonanrufe (von wem wohl?) im Schlaf gestört. Die Teilnehmer aus der DDR sind weit entfernt isoliert in einem anderen Hotel untergebracht, damit sie während des Kongresses ja keinen Kontakt zu uns aufnehmen können.

Zum Glück bin ich mit meinem Vortrag über meine Forschungsergebnisse gleich zu Beginn des Kongresses dran. Die Elite der auf diesem Gebiet Forschenden – vor allem Amerikaner, Engländer, Australier und Asiaten – sitzt in dem großen Vortragssaal des Kongresszentrums vor mir. Für mich ist es nicht so einfach, die im „texanischen oder Bostoner Akzent" gestellten Fragen der Amerikaner zu verstehen, die keinerlei Rücksicht darauf nehmen, verständliches Englisch bzw. Hochschulamerikanisch zu sprechen. Noch schwieriger ist es, Japanern bei ihren Gedankengängen im Englischen folgen zu können; geschweige denn, auf sie zu antworten. Irgendwie habe ich mich dennoch „durchgewurschtelt". Zumal die wirklich Interessierten nach der Session zu mir kommen und mit mir weiter diskutieren. Vor allem ist ein damals international bekannter Professor aus Schottland, ein versierter Endokrinologe meines Fachgebietes im englischsprachigen Raum, dessen Veröffentlichungen mir wohl bekannt sind, an meinen Ergebnissen interessiert. Schon sehr bald lädt er mich zu einem Symposium in seine Heimatstadt Aberdeen/Schottland ein.

Nachdem ich die „Pflicht" hinter mich gebracht habe, folgt für meine Frau und mich die Kür, das heißt wir wollen ein wenig die Stadt Moskau kennenlernen und außerdem den Kontakt zu

Kongressteilnehmern aus anderen Ländern suchen. Zum einen ergibt sich dies bei den Festlichkeiten, die Teil des gesellschaftlichen Kongress-Rahmenprogramms sind. So trifft man sich in den weitläufigen Prachthallen und Gängen der ehemaligen Zarenherrlichkeit, dem Kremlpalast, bei reichlich ausgestatteten Buffets, sogar bei Kaviar und Wodka. Die russischen und aus dem Ostblock stammenden Kongressteilnehmer staunen über die mannigfache Auswahl an Fleisch-, Fisch-, Käse- und Obst-Variationen, die sie sonst zuhause sicherlich nie zu Gesicht bekommen. Wir „Westler" freuen uns, dass unsere Kolleginnen und Kollegen von drüben mal ihren Heißhunger auf sonst Unerreichbares so richtig stillen können und halten deshalb etwas Abstand vom gedeckten Tisch. Die Begegnungen mit ihnen sind herzlich und die Gespräche von gegenseitigem Respekt getragen.

Auch geben die sogenannten Kulturveranstaltungen im Rahmen des Weltkongresses Möglichkeiten dazu, wie zum Beispiel ein Abend im Moskauer Bolschoi-Theater, der bekanntesten und wichtigsten Aufführungsstätte für Oper und Ballett in Russland. Für die Kongressteilnehmer wird vom Bolschoi-Ensemble das romantische Ballett *Giselle* mit der Musik von Adolphe Adams aufgeführt: in einer Perfektion, die fasziniert. Ob die auf uns maskenhaft wirkenden Gesichter der Tänzerinnen und Tänzer gewollter Ausdruck der Regie oder eher eine persönliche Abstraktion der Darsteller sind, wird für uns ein Geheimnis bleiben.

Zum anderen finden vor allem intensivere Begegnungen am Ende jedes Kongresstages im Hotel der amerikanischen Teilnehmer statt, da von den russischen Kongressausrichtern für die freiheitsliebenden Amerikaner wohl sehr bewusst ein Hotel nach westlichen Lebensmustern reserviert worden ist. Offensichtlich hat man – wohl auch, um an Devisen zu gelangen – dort schicke Bars, Ess- und Gesellschaftsräume nach westlichen Gepflogenheiten eingerichtet. Das hat sich bei uns Westlern rasch herumgesprochen. So trifft man sich nach einem anstrengenden Kongresstag in diesen Räumlichkeiten. In der Tat fühlen wir uns hier wohler als zum Beispiel in unserem atmosphärisch ungemütlichen Hotel.

Selbst in den weiträumigen Esssälen des Restaurants im obersten 21. Stock unseres Hotels ist es schwierig, ein Mittag- oder Abendessen zu erstehen. Denn schon der Versuch, in einem der Räume Sitzplätze einzunehmen, führt zum Widerspruch des Oberkellners: *„ist besetzt"* heißt die stereotype Antwort, obwohl keiner im Speisesaal zu sehen ist! Das wiederholt sich. Schließlich wird es mir zu bunt. Meine Frau und ich setzen uns einfach an einen Tisch, der uns von der Aussicht auf den Kreml her geeignet erscheint. Und wieder das gleiche Ritual. Daraufhin sage ich zum Kellner: *„We sit here and we stay here!"* (*Wir sitzen hier und wir bleiben hier!*). Nach einer geraumen Zeit werden wir sogar bedient. Andere Kongressteilnehmer, die sich ebenfalls hier oben eingefunden haben, machen es schließlich unserem Beispiel nach. Langsam füllt sich das Restaurant. Die Küche und die Kellner müssen jetzt arbeiten. Es dauert allerdings eine Ewigkeit, bis ein Getränk oder ein kleiner Imbiss an den Tischen ankommt. Auf die Unverschämtheit, Platz genommen zu haben, muss es erlaubt sein, zumindest mit ein „wenig" Verzögerung zu reagieren.

In der entspannten Atmosphäre des amerikanischen Hotels hingegen erhalten wir sofort alles, was wir zu trinken oder zu essen wünschen.

In der unmittelbaren Nähe unseres Hotels befindet sich im Herzen Moskaus am Roten Platz gegenüber dem Lenin-Mausoleum und dem Kreml das riesige Kaufhaus GUM, ehemals und heute ein edles Einkaufszentrum. Mit einer Fläche von rund 75.000 m² und einer über 100-jährigen Geschichte ist es eines der bekanntesten Handelsunternehmen Russlands und galt als das größte Warenhaus Europas. Die oberen Zehntausend kaufen hier ein.

Auf dem Roten Platz vor der Kremlmauer stehen Menschen in Schlangen, vor allem viele Hochzeitspaare, am Eingang zum aus Labradorstein und dunkelrotem Granit bestehenden gewaltigen *Lenin-Mausoleum* an. Offensichtlich gehört es zur vaterländischen

Pflicht der Jungvermählten, nach dem Ja-Wort als erstes dem hier aufgebahrten, einbalsamierten Leichnam von Wladimir Iljitsch Lenin, Theoretiker des Kommunismus und Revolutionsführer, ihre Verehrung zu erweisen.

So gehen sie – jede Braut mit einem Strauß von Gladiolen im Arm (*offenbar aufgrund der Planwirtschaft z. Zt. die einzig verfügbare Blumensorte*) – die Treppen hinunter und umkreisen einmal den erleuchteten, aus Panzerglas bestehenden Sarg. Meine Frau und ich machen es ihnen nach. Ein seltsames Gefühl beschleicht mich.

Es klingt unheimlich, aber scheint zu stimmen: der Körper Lenins wird zweimal pro Woche von zwölf Wissenschaftlern kontrolliert. Die Kosten für die Pflege des Leichnams sowie der Unterhalt des Mausoleums sollen pro Jahr etwa 1,5 Millionen US-Dollar betragen.

Auf mich macht der Kreml einen bedrohlichen Eindruck; mit seiner Wucht und Klotzigkeit erscheint er wie ein Koloss, der mich zu erschlagen droht. Dagegen wirken die um ihn herum gestreuten Kathedralen und orthodoxen Kirchen wie Spielzeuge.

Beim Durchstreifen der Stadt – ob zu Fuß oder mit einer der vielen U-Bahnen Moskaus unterwegs – haben wir eine besondere Begegnung. Wie sie im Einzelnen zustande kam, weiß ich nicht mehr. Jedenfalls kommen wir während des Besuchs einer Kirche mit einer jungen Frau ins Gespräch. Sie outet sich als sogenannte Untergrundchristin.

Nach einer längeren Unterhaltung während eines Spaziergangs – um nicht bespitzelt zu werden – lädt sie uns schließlich in ihr Haus ein.

Am nächsten Tag machen wir uns auf und gelangen nach einer knappen Stunde mit der U-Bahn in einem Vorort Moskaus zu einem sehr einfachen, etwas versteckt gelegenen Haus. Verborgen durch Türen und Vorhänge treffen wir, eng zusammengepfercht in einem geheimen Raum, auf eine Zusammenkunft von Untergrundchristen, die gerade in der Bibel lesen und zwischendurch innig beten. Ein paar Stunden dürfen wir mit ihnen zusammen sein und etwas von der Urgewalt des Evangeliums, das diese tiefgläubigen Untergrundchristen ausstrahlen, erfahren. Das beeindruckt!

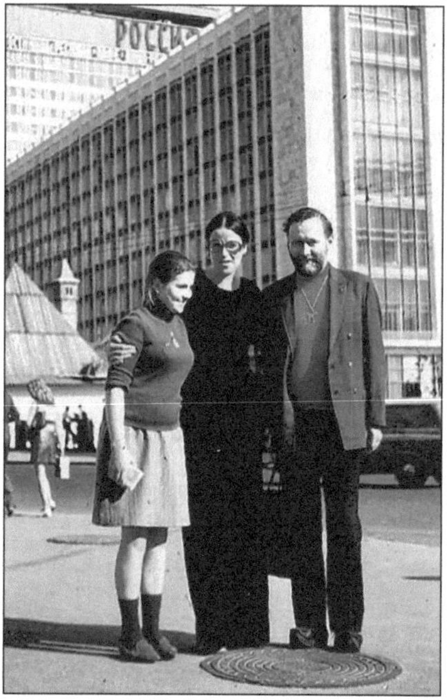

Vor dem Rossija-Hotel mit zwei (Vater und Tochter) „Untergrundchristen“

Ob wir dabei beschattet werden oder nicht, habe ich mich immer wieder gefragt; ich kann es nicht beantworten; jedenfalls werden wir deswegen während unseres weiteren Aufenthalts in Russland nicht behelligt.

Im Anschluss an den Kongress nehmen meine Frau und ich an einer speziellen Rundreise teil. Sie stellt insofern etwas Besonderes dar, als wir geburtshilflich-gynäkologische Kliniken in verschiedenen Regionen Russlands besuchen dürfen. Denn die meisten TeilnehmerInnen sind aktive Kongressteilnehmer, also GynäkologInnen. Natürlich werden es von „oben“ ausgesuchte Krankenhäuser gewesen sein, denen wir einen Besuch abstatten dürfen. Die uns zugedachte, dialektisch geschulte Reiseleiterin lässt keine Gelegenheit aus, um die Errungenschaften des Gesundheitssystems im „Großrussischen Reich“ hervorzuheben. Entsprechend werden wir in den fast ausschließlich von weiblichen Direktoren geleiteten Frauenkliniken zu Beginn einer Klinikführung im Eingangsbereich, in den Funktionsräumen und auf den Stationen mit riesigen Wandtafeln über die hervorragenden Leistungen der Ärzte und Hebammen aufgeklärt. Die Tabellen enthalten nur positive statistische Daten. Komplikationen, geschweige denn Morbiditäts- bzw. Mortalitätsdaten (*Krankheits- und Sterberaten*) fehlen immer. Auf Nachfragen diesbezüglich wird stets darauf verwiesen, dass sie in einem so exzellenten System wie dem in der „Russischen Föderation“ nicht existieren.

Die meist recht wohl geformten Ärztinnen machen uns gegenüber sehr deutlich klar, wer hier das Sagen und wie eine Klinik zu laufen hat.

Als Ausgleich zum täglichen „Pflichtanteil“ dienen die herrlichen Fahrten durch die traumhafte wilde weite russische Landschaft, der Besuch der von Weihrauch und wohlfeilen Düften geschwängerten russisch-orthodoxen Klosterkirchen mit den berauschenden Gesängen der Priester und der Besuch der an Prunkvielfalt strotzenden Großstädte; hinter dem oft vordergründigen Prunk lässt sich allerdings auch die Erbärmlichkeit von Dörfern mit ihren Hütten und die Armut der russischen Landbevölkerung erahnen.

Mit der Erinnerung an wunderbare Erlebnisse und einige bewegende Begegnungen mit Menschen aus dem russischen Riesenreich kehren meine Frau und ich dankbar und wohlbehalten nach München zurück.

Wo kriege ich einen Schlips her?

Was für ein Kontrast: der Weltkongress für Geburtshilfe und Gynäkologie in New York vor 47 Jahren! Pures Leben! Heiterkeit!

Von meinem Hotelzimmer aus ganz in der Nähe des Kongresszentrums kann ich schon früh morgens nach Belieben auf einem der Fernsehkanäle die verschiedenen mich interessierenden Sessions live verfolgen, da alle Sitzungen über die Regionalsender übertragen werden. So muss ich mich nicht einmal in die oft voll gedrängten Kongresssäle begeben, um wichtige Informationen zu erhalten. Zwischendurch tauche ich ein in das wuselige Leben der Boulevardmeilen New Yorks, ohne Zwängen oder Kontrollen ausgesetzt zu sein.

Mit einer Ausnahme!

Zum Festabend bin ich mit meinem Chef und seiner Frau verabredet. Wir treffen uns am Eingang zum Festsaal. Ich trage ein weißes Smoking-Hemd mit Rollkragen zu einem dunklen Anzug, wie es zu dieser Zeit in Deutschland bei eleganten Anlässen schick und modern ist. Alle sagen, dass ich „toll" aussehe, nicht aber die strengen Türsteher, die den männlichen Festteilnehmern nur mit Schlips Einlass gewähren. Auch die Intervention meines Chefs nützt nichts. Guter Rat ist teuer.

Da fällt mir etwas ein. Ich sage zu meinem Chef, er möge doch bitte einen kurzen Moment warten. Ich käme gleich zurück. Neben dem Haupteingang zum Festsaal befinden sich im Untergeschoss die Toilettenräume. Ich begebe mich rasch dorthin, ziehe mir einen Strumpf aus und binde ihn zu einem Schlips zusammen. Dazu muss man wissen, dass das, was damals die Amerikaner Schlips nannten und trugen, eher einem „Gefummel am Hals" glich, als dass es einem vernünftigen Schlips entsprach. Oben angekommen, werde ich ohne Schwierigkeiten eingelassen und stelle im Festsaal sofort die Normalität wieder her, das heißt ich platziere den „künstlichen Schlips“ wieder dorthin, wohin er gehört.

Die Lacher habe ich auf meiner Seite, als Professor Dr. Zander, mein Chef, während des Festabends die Story zum Besten gibt.

Abschied von der Maistraße

Vor 45 Jahren feiern mehrere Assistenten, die sich als Fachärzte niederlassen wollen, mit mir zusammen den Abschied von unserer Münchener Frauenklinik. Mit Ausnahme der Diensthabenden sind alle Mitarbeiter zu einer *Abschiedsfeier* auf einem gemieteten Schiff auf dem Chiemsee eingeladen. Leider regnet es fast den ganzen Tag. Das hindert uns aber nicht daran, unter Deck recht lebhaft und vergnügt zu sein. Besondere Aufmerksamkeit genießt meine Frau mit ihren Reimen auf die Herren der „oberen Etage“, insbesondere auf einige Oberärzte, die sie mit genialen Versen „auf den Arm“ nimmt – im Gegensatz zu meinem ehemaligen Chef, Professor Zander, den wir beide mit Hochachtung und großem Respekt in Erinnerung behalten:

Groß ist des Meisters Stimmgewalt,
Groß und auch weit sind Sinn und Herz,
Groß ist sein Schritt, groß die Gestalt
Und groß ist unser Abschiedsschmerz.

In seinem Hause lernten wir
Das Handwerk – und gewiss nicht schlecht;
Und trotzdem wohnten auch allhier
Die Musen – mit verbrieftem Recht.

So manch’ Konzert ist hell erklungen
In Kirche oder Bibliothek
Und manche Stimme hat gesungen
Der Kranken Herz gestärkt, bewegt.

Von zahlreichen Bewerbern blieben
Meist die am Assistentenball,
die die Musik auch tätig lieben –
(Waren die andern zweite Wahl?)

Besonderes war stets gefragt
In Kunst, Musik, Dramaturgie
Und wer sonst noch – dezent – Kühnheit gewagt,
den vergaß Professor Zander nie.

Wollte jemand seine Meinung hören
Über Aktuelles im kulturellen Bereich,
Der musste zuvor sich die FAZ gewähren –
Und siehe – er verstand ihn gleich.

Zuhause in der großen Welt –
Die große Welt kam in sein Haus.
Wer sich einmal in diesem Haus aufhält,
Hält gern es wieder mal dort aus.

Groß ist des Meisters Stimmgewalt,
Groß und auch weit sind Sinn und Herz
Groß es von Raum zu Räumen hallt,
Ach, groß ist unser Abschiedsschmerz!

Gedicht von Johanna Jesse-Goebel zu Ehren von Professor Dr. J. Zander, Direktor der I. Universitäts-Frauenklinik, beim Abschiedsfest auf dem Chiemseedampfer

Ein tolles Fest – verbunden mit einem gewissen Maß an Wehmut – markiert das Ende der Münchener Zeit und einen wichtigen Lebensabschnitt.

V. Eine Frauenklinik im Ruhrgebiet

Nach fast zwölf Jahren Schnuppern von Universitätsluft übernehme ich die Leitung einer Frauenklinik im Ruhrgebiet. Mit großer Erwartung und Freude kehre ich in meine Heimat, meinen geliebten „Ruhrpott", zurück.

Eine Art gemeinsames Leben mit den Diakonissen und den Oberen des Gemeinschaftsdiakonieverbandes, dem Träger des Krankenhauses, beginnt. Die Leitung der Stationen und der wichtigsten Funktionsbereiche der Klinik haben Diakonissen inne, die schon seit über 100 Jahren die Betreuung der kranken Menschen im Ruhrgebiet als ihre Aufgabe betrachten. Damit teile ich die nächsten 17 Jahre meines beruflichen Alltags bis zu ihrem Rückzug in das Mutterhaus ihrer fränkischen Heimat mit Schwestern, die dem Krankenhaus eine besondere Prägung verleihen.

Leben mit Diakonissen

Erfreulicherweise erhalte ich von den meisten Diakonissen, die für die wichtigsten Bereiche der Klinik verantwortlich sind, Unterstützung.

So im *Kreißsaal*, dem Herzen einer Frauenklinik, durch die altbewährten Hebammen Schwester Betty und Schwester Inge, ein Double, das ich mir nicht idealer vorstellen kann.

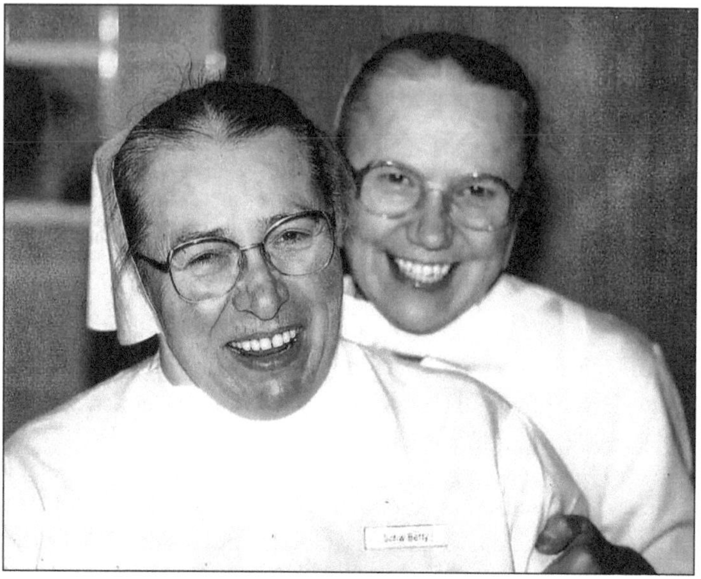

Die beiden „Starhebammen" im Kreissaal: Schwester Betty und Schwester Inge

Schwester Betty mit einem Herzen, das so offen und weit ist wie ihre physischen Proportionen. Für alle hat sie ein aufmunterndes, liebes Wort, ist mit einer Hingabe im Kreißsaal so engagiert, dass sich bei ihr jede werdende Mutter unter der Geburt geborgen fühlt. Betritt eine neue Schwangere den Kreissaal, ist dann oft die erste (Fürsorge-) Frage: „*Möchten sie etwas zu Essen haben?*"

Hingegen ist die eher strenge, fast energisch zupackende Hebamme Schwester Inge voller Energie und Aktionismus. Trotz aller Unterschiede ergänzen sie sich ideal. Ich habe nie in Erfahrung bringen können, für wie viele werdende Mütter sie beide entscheidende Stütze und Hilfe während ihrer Schwangerschaft und unter der Geburt waren; gewiss etliche Tausende! Über Jahre haben sie mich bei den vielen Erneuerungen, dem Umbau und bei der Neugestaltung der Kreißsäle begleitet und unterstützt.

Wichtig für das Wohl der „frischen“ Mutter im Anschluss an die Geburt ist eine gute Betreuung im Wochenbett. Die *Wöchnerinnen-Station* liegt in den bewährten Händen von Diakonisse Schwester Gisela und ihrer Mannschaft. Sie strahlt eine wohltuende Wärme aus, freut sich mit den glücklichen Müttern und Vätern und hat viel Verständnis für die, die nach der Geburt mit Problemen, Zukunftssorgen oder psychischen Belastungen auf der Wochenstation liegen. Besonders in Grenzsituationen hat sie mir uneingeschränkte Unterstützung, ja großartige Seelsorgehilfe geleistet.

Im Nachhinein denke ich, dass sie selbst sicherlich eine hinreißende Mutter gewesen wäre!

Die *operative Station* einschließlich eines Aufwachraumes mit sechs Betten, der auch als postoperative Intensiveinheit bezeichnet werden darf, wird souverän von einer „jüngeren“ Diakonisse geleitet. Sie hat sich eine schlagkräftige Mannschaft herangezogen, deren Ruf für eine exzellente Pflege und besondere menschliche Zuwendung in der Stadt und weit darüber hinaus bekannt ist. Leider komme ich nur etwa zweieinhalb Jahre in den Genuss, sie als Chefin der operativen Station zu haben, da sie – zu meinem, ich gebe zu, sehr egoistischen tiefen Bedauern –, wegen der Liebe weggeheiratet wird und damit als Diakonisse aus dem Orden ausscheidet.

Dass nach so langer Zeit der Zugehörigkeit der Austritt aus einem Orden bei den Zurückgebliebenen nicht nur zur Freude, sondern auch zu Kritik und vielleicht sogar Neid Anlass gibt, habe ich bedauert; aber dies gehört bei vielem Licht nun mal auch zu den Schattenseiten des Diakonissendaseins.

Auch wenn sie aufgrund ihrer besonderen Persönlichkeit nicht zu ersetzen war, hat sie so hervorragend vorgesorgt, dass mit ihrer Nachfolgerin der gute Geist auf der Station fortbesteht.

Mich hat immer wieder beeindruckt, wie strukturiert und patientenbezogen der Tagesablauf auf diesem so wichtigen Bereich meines Fachgebietes geschieht: kurze Morgenandacht unter den

Mitarbeitern, Singen auf der Station, sozusagen als Morgengruß für alle Patientinnen mit zusätzlich einem besonderen Ständchen für die Geburtstagskinder, Begrüßung der neuen Patientinnen, natürlich dann bis zum Abend die notwendigen pflegerischen und medizinischen Maßnahmen, abends ein Gute-Nacht-Gruß, wenn gewünscht mit Gebet, besonders für die, die am nächsten Tag operiert werden. Dann kann es auch mal recht spät werden.

Besser kann ich mir ganzheitliche Medizin nicht wünschen!

Später hat sie bis zu ihrer Pensionierung die Leitung eines großen Seniorenheims übernommen. Wie mir immer wieder von vielen Seiten berichtet worden ist, konnte sie mit ihren Fähigkeiten und ihrer prägenden Persönlichkeit ein beispielgebendes Pflegekonzept umsetzen und so einen Ort zum Wohlfühlen und der Menschlichkeit schaffen. Wer würde sich in der Situation des heutigen Pflegenotstands – wenn es an der Zeit ist – nicht nach einer solchen Einrichtung sehnen?

Über die vier *Operationssäle*, die ausschließlich dem gynäkologisch-geburtshilflichen Fachbereich zur Verfügung stehen, wacht eine besonders lebenstüchtige, erdverbundene und warmherzige ältere Diakonisse, die auf mich wie Mutter Courage wirkt. Sie wird als guter Geist von der gesamten OP-Mannschaft respektiert. Ihr Lebenselixier besteht vor allem aus Klosterfrau Melissengeist, welches sie immer vorrätig hat, um es zwischendurch den zu ermüden drohenden Operateuren als fragliche Liebesgabe zum Regenerieren reichen zu können. Ich versuche allerdings – wenn möglich –, mich dem Angebot dieses „himmlischen Trankes“ zu entziehen, zumal er in höherer Dosis nicht ganz nebenwirkungsfrei sein dürfte.

Soeben von einem glücklichen Ereignis aus dem Kreißsaal gekommen, werde ich auf die *onkologische (Krebs-)Station* gerufen. 10 Minuten nach dem immer wieder faszinierenden Erlebnis eines neuen Lebens stehe ich an einem Sterbebett. Wer sitzt schon neben der todkranken Frau, die nur noch kaum ansprechbar ist. Es ist unsere liebenswürdige Diakonisse Babette, die schon über 70 Jahre alt ist und sich selbst nur mühsam mit einem Stock fortbewegt. Aber sie lässt es sich nicht nehmen, die Sterbende auf dem letzten Weg zu begleiten, bis sie die Augen schließt. Selbst nachts steht unser „menschlicher Engel“ auf, um einer ihrer Anvertrauten in den letzten Stunden Trost zu spenden. Diesen Samariterdienst habe ich immer wieder erleben und bewundern dürfen. Bis zum heutigen Tag bin ich ihr dafür dankbar.

Ihre Mitschwester auf der – heute würde ich sagen – *palliativen Station*, unsere Diakonisse Schwester Frieda, hat sich vor allem einem weiteren Samariterdienst verschrieben. Sie beköstigt die Ärzte, die Nachtdienst hatten, morgens nach einer oft aktiven Nacht mit einem nahrhaften Frühstück, vor allem an den Wochenenden, an denen die Kantine geschlossen hat. Aufgrund der zunehmend strenger werdenden Hygienevorschriften für die Stationen wird dieser Samariterdienst schließlich untersagt.

Da das gemeinsame Frühstücken einen starken kommunikativen Zweck unter den Mitarbeitern der Klinik erfüllt, habe ich das Verbot sehr bedauert; kann aber schließlich trotz Intervention und Verbesserungsvorschlägen nichts gegen die im gewissen Sinne berechtigte deutsche Paragraphenwut ausrichten.

Rückblickend bin ich sehr dankbar dafür, dass ich so viele Jahre mit großartigen Schwestern, die ihr Leben für die Kranken in meiner Abteilung eingesetzt haben, zusammenarbeiten durfte.

Auch wenn ich gelegentlich Diakonissen und Nonnen erlebt habe, bei denen ich im Stillen gedacht habe, dass sie vielleicht in einem anderen Bereich außerhalb der Ordensstruktur glücklicher geworden wären. Wahrscheinlich gilt dies auch für einige andere Ordensfrauen, denen im klinischen Alltag nicht immer anzumerken war, dass sie ihre Berufung gerade hier zu verwirklichen wünschen.

Ruhrpottoriginal

Zu den Menschen, die ich als „typisch“ für das Ruhrgebiet bezeichnen würde, gehört die leitende Operationsschwester der Klinik, unsere Schwester E.: offenherzig, nicht auf den Mund gefallen, zupackend, hilfsbereit und geradeheraus. So nimmt es nicht Wunder, wenn ein neuer Assistent am ersten Tag seines Arbeitsbeginns bei Betreten des Operationstraktes von Schwester E. mit den Worten begrüßt wird: „Wer Schwester E. nicht kennt, der hat das Leben verpennt.“ Das ist nicht etwa hochnäsig oder überheblich von ihr gemeint, vielmehr einladend und die besondere Art des Willkommensgrußes im Ruhrpott. Nicht jeder wird sich dabei gleich ermutigt angesprochen fühlen. Wer sie dann aber näher kennenlernt, wird ihre ehrliche und offene Art, ihre Hilfsbereitschaft und ihr Engagement für das Wohl der ganzen Operationsmannschaft sehr bald schätzen lernen.

Sie hat, nachdem die Diakonissen ihre über Jahrzehnte prägende Führungsrolle im Klinikum nach ihrer Rückkehr in ihre süddeutsche Heimat an freie Schwestern übergeben haben, die Verantwortung für alle Belange, die im und um den Operationsbereich einer Klinik herum anliegen, übernommen – nicht ohne Widerstände von administrativer Seite.

Der OP ist ihre Heimat: Sie kennt jede Schublade und weiß sofort, wo welche Spezialinstrumente, Bestecke und für besondere Eingriffe notwendigen Zusatzgeräte deponiert sind.

Selbst während sehr komplizierter und langwieriger Operationen behält sie die Ruhe und reicht geräuschlos „blind“ dem Operateur für die folgenden Operationsschritte die erforderlichen Instrumentarien. Nach so langer Erfahrung hätte sie sicherlich manche der Operationen, die zu den „Routineeingriffen“ gehörten, ohne Schwierigkeiten selbst vornehmen können.

Sehr rasch konnte sie beurteilen – und das traf meistens zu –, ob ein Operateur geschickt war oder eher „zwei linke Hände“ hatte. Respektiert von allen war sie über viele Jahre die Seele des

Operationsbereiches. Dazu gehörte, dass sie manchmal – auch dem Chef gegenüber – klare Worte wählte.

Bis zu meinem letzten Arbeitstag hat sie mir die Treue gehalten und viele (Über-) Stunden – ohne auf die Uhr zu schauen – in der Klinik verbracht, weil Operationen länger dauerten oder zusätzlich zu den geplanten Eingriffen Notfälle (*vor allem Kaiserschnitte*) ein rasches Handeln erforderlich machten. Sie war stets zur Stelle!

Das traf wohl zu: Kurz vor Ende meiner beruflichen Tätigkeit in der Klinik hat sie einmal zu meiner Frau gesagt: *„Ich bin ja viel länger mit ihrem Mann ‚verheiratet' als Sie!"*

Meine große Stütze

Was ist eine Klinik wert ohne seine prägenden Mitarbeiter? Die gemeinsame Zeit mit ihnen über lange Jahre hin war – trotz vieler Widerstände durch Verwaltung und Führungsgremien – eine besondere Bereicherung für mich. Großartige Oberärzte und Assistenten haben mich während der vielen Jahre meines beruflichen Werdeganges begleitet. Alle wichtigen klinischen Entscheidungen haben wir gemeinsam getroffen, insbesondere bei „ethischen Grenzsituationen" in der Pränatalmedizin. Dabei traten die verschiedenen Charaktere, Lebenseinstellungen, Lebensinhalte und -werte meiner Mitarbeiter zu Tage und haben uns gegenseitig „befruchtet".

Vor allem bin ich Herrn Dr. P. Q. zu großem Dank verpflichtet, meiner entscheidenden Stütze als leitender Oberarzt über eine lange gemeinsame Wegstrecke hin. Ohne seine vielfältigen fachlichen und pädagogischen Fähigkeiten, gepaart mit einer außergewöhnlichen Persönlichkeit, wäre die Entwicklung zu einer großen Frauenklinik in NRW nicht möglich gewesen.

1980 ist er aus der DDR geflüchtet. Zehn Jahre war er als Assistenzarzt an der Frauenklinik der Universität Magdeburg tätig.

Von einem „Ferienaufenthalt" in Rumänien kehrt Dr. Q. nicht mehr „nach Hause" zurück, vielmehr flieht er unter abenteuerlichen Umständen in einer Art Nacht- und Nebelaktion über die Donau nach Österreich und gelangt so in die BRD.

Für uns ist er ein Glücksfall. Denn bei exzellenter fachlicher Qualifikation ist er von Anfang an großartig engagiert, zu jeder Tages- und Nachtzeit einsatzbereit und entwickelt sich zu einem unendlich wertvollen Mitarbeiter. Vor allem lerne ich ihn zunehmend als einen ausgesprochen liebenswerten, hoch musikalischen Menschen kennen.

Durch seine sympathische, warmherzige Art, gepaart mit einer fast vornehmen und doch gewinnenden Zurückhaltung, fallen ihm im Nu die Herzen aller MitarbeiterInnen und Patientinnen der Frauenklinik zu. Sehr bald wird er zum leitenden Oberarzt der Klinik. Fast 22 Jahre ist er meine rechte Hand, vertritt mich stets während meiner Abwesenheit und wechselt sich mit mir als „übergeordnete" Ansprechstation für die Belange der Klinik ab.

Wichtige Sachverhalte zu medizinischen, administrativen und anderen die Klinik betreffenden Problemen haben wir – meistens nach 22.00 Uhr am Ende des Tages – gemeinsam besprochen. Es war für mich stets ein sehr wertvoller Austausch und wichtiger Bestandteil in meinem beruflichen Alltag.

Umso trauriger war, dass er uns so plötzlich verlassen musste.

Im Jahr 2003 kommt Dr. P. Q. während eines Urlaubs in Vietnam durch einen tragischen Unfall ums Leben. Nach den langen Jahren der Entbehrung von Fernreisen im sogenannten DDR-Staat ist ihm nicht zu verdenken, dass er – nun im „freien Westen" – seinen Urlaub an meist entlegenen Orten der Welt verbrachte.

Ausgerechnet beim Schwimmen im offenen Meer vor der Küste Da Nangs, der heute mit über einer Million Einwohnern fünftgrößten Stadt Vietnams, die während des Vietnamkriegs den

Amerikanern als wichtige Marinebasis diente, wird er von einer Unterströmung erfasst.

Auf einem wunderschönen, schräg an einem Hang gelegenen Friedhof wird seine Urne in seinem Heimatort Ruhla im Familiengrab – weit oben mit Blick über die Hügel des Thüringer Waldes – zur letzten Ruhe gebettet.

Mir und sicherlich alle ehemaligen Mitarbeiter und Mitarbeiterinnen ist es ein besonderes Bedürfnis, ihm hiermit wenigstens posthum unsere Ehrerbietung zu erweisen.

Münchener Studenten im Ruhrpott

Auch während meiner klinischen Tätigkeit im Ruhrgebiet muss ich meinen Vorlesungsverpflichtungen in der alten Klinik an der Universität in München nachkommen.

Zudem habe ich meinem ehemaligen Chef die Möglichkeit einer anderen Art von „Studienerlebnis" alternativ zu dem gewöhnlichen universitären Studienablauf vorgeschlagen: für Medizinstudenten ein 10-tägiges klinisches Seminar in Geburtshilfe und Gynäkologie in unserer Klinik. Er findet dies sinnvoll und gut.

So erfahren die Studenten aus München ein „Intensivtraining" im Kreißsaal (auch nachts) und im OP in einer Frauenklinik mitten im Ruhrgebiet. Auf den Stationen werden sie auf den Visiten aktiv in die Betreuung der Patientinnen eingebunden (das sogenannte Bedside-Teaching, das damals im Rahmen des Studiums an der Universität fehlte!). Nachmittags stellen sie die ihnen zuvor zugeordneten Patientinnen vor mit anschließender Diskussionsrunde zu Diagnostik, Differentialdiagnostik und Therapie.

Außerdem werden von den Oberärzten der Klinik Unterrichtseinheiten zu den von ihnen selbst ausgewählten Themen angeboten. Schließlich endet der Tag mit einer Austauschrunde über die Erlebnisse und mit einem Resümee des Tages: ein volles Programm, das den Studenten einen kleinen Einblick in den klinischen Alltag einer funktionierenden Frauenklinik geben soll.

Den Studenten macht die Zeit bei uns trotz wenig Schlaf und überdurchschnittlichen Anforderungen an Körper und Geist sichtlich Spaß. Die allermeisten StudentInnen aus Bayern sind in ihrem Leben noch nicht über den „Weißwurst-Äquator" (*gemeint ist der Main*) hinaus nach Norden vorgedrungen und daher bis dahin fest davon überzeugt, dass bei uns im Ruhrpott nur hässliche Industriebauten und rauchende Schlote mit einem stets dunkelschwarzen Himmel und von Ruß verpestete Luft vorherrschen.

Wenn sie dann zur Entspannung und zum Kennenlernen des Ruhrgebietes am Wochenende einmal an der Ruhr zur Villa Hügel (*ehemaliger Wohnsitz der Familie Krupp und Symbol für die Zeit der Industrialisierung Deutschlands*) und am Baldeney-See im Süden der Stadt Essen entlang kutschiert werden: siehe da, ihr „bayerisches Weltbild" vom ach so hässlichen „Kohlenpott" ändert sich auf einmal: gelegentlich wird sogar der Vergleich mit München-Grünwald, der damals angeblich exklusivsten Wohngegend Münchens, gewagt.

Am Ende des „Ruhr-Area-Ausflugs" kehren wir schließlich zu Kaffee und Kuchen und zu einem späteren Abendessen im Hause Goebel ein. Zwischendurch ist natürlich Krokettspielen angesagt.

Das Echo auf unser Seminar ist unter den Münchener Studenten so groß, dass wir es statt zweimal pro Jahr drei-viermal anbieten müssen, um dem Wunsch zur Teilnahme einigermaßen Rechnung tragen zu können. Die Oberärzte der Klinik engagieren sich in besonderer Weise; dafür bin ich ihnen bis heute sehr dankbar. Umso mehr freuen wir uns über die positiven motivierenden Reaktionen.

Immer wieder hat mich vor allem der Dank der Studenten an meine Mannschaft für die „menschliche" Arbeitsatmosphäre erfreut, die sie in Variationen auch in ihren Beiträgen im Gästebuch oder als Gedicht zum Ausdruck gebracht haben.

Danke

Los geht's! Ab München
die Autos brausen:
Denn zehn Studenten im April
Herr Goebel unterrichten will,
als ein Prof. der LMU.
Wir schauen seiner Arbeit zu,
bietet den Rahmen, gastlich und nett,
und macht so manches wieder wett.
Denn Gyn wie auch das Kinderkriegen
tat Müdigkeit alsbald besiegen,
sodass – nach 14-Stunden-Tag –
man schlafend in den Sesseln lag.
Der Chef hat noch bis Mitternacht
uns Wissenswertes beigebracht:
HE und Pille, Mamma-ca;
Nachmittagsseminare uns gar
CTG's und Zangen bescherten:
OA's und Assi's uns freundlich belehrten.
Bei Schwester Betty und ihrer Crew
schauten wir im Kreißsaal zu.
Nach langen Tagen gab's 'ne Pause:
Bei Goebels ist 'ne Kaffeejause.
Ein Gang im „Busch", ein Krokettspiel
machten Entspannung zum fröhlichen Ziel.
Viel Spaß macht uns die Kinderbande
mit Ulk und Witz vom Ruhrpott-Lande.
Leicht k.o. und dankesvoll
fanden wir's bei Ihnen toll.
Schad', im schönen Monat Mai
ist das Seminar vorbei.
Ist auch so mancher Schweiß geflossen,
so haben wir's doch sehr genossen:

„danke“, „tschüss“ und „auf Wiedersehn“,
bevor wir jetzt wieder nach München geh'n.

„War das alles?“ – eine besondere Geburt

Den wesentlichen Kern jeder Frauenklinik bildet die Geburtshilfe. Während meiner ganzen beruflichen Zeit habe ich mein Herz im Kreißsaal verloren. Jede Mutter wird auch nach Jahrzehnten noch über ihre Geburtserlebnisse berichten können; selbst wenn sich in den Erzählungen mit den Jahren Dichtung und Wahrheit vielleicht ein wenig vermischen.

Wie schön, wenn unter der Geburt alles glatt läuft, das Neugeborene zum ersten Mal im Arm der Mutter liegt und das Strahlen von Mutter und Vater alle vorherigen Strapazen vergessen lässt.

Aber leider trifft dies nicht immer zu.

Jeder Geburtshelfer und jede Hebamme weiß von schwierigen Geburtsabläufen, kritischen Phasen unter der Geburt und unvorhergesehenen Situationen, die den Schweiß ins Gesicht aller Beteiligten treiben. Im Verlauf des beruflichen Lebens werden sich solche Ereignisse nicht vermeiden lassen. Sie können neben den möglichen juristischen Folgen vor allem zu sehr belastenden, manchmal jahrelangen psychischen Problemen führen. Das wünsche ich keinem.

Dennoch überwiegen die vielen wunderbaren Erlebnisse im Kreißsaal, die wie eine aufgehende Sonne die Erde die Herzen der Hebammen und Geburtshelfer erwärmt.

So wie ich mich mit großer Freude an eine Geburt erinnere, die von erstaunlichen Aussagen der Mutter begleitet ist und von der man nur immer wieder träumen kann.

Schon als die 30-jährige Erstgebärende in der 40. Schwangerschaftswoche die Kreißsaaltüre öffnet, strahlt sie trotz sichtbarer Wehentätigkeit eine Zuversicht aus, die bemerkenswert ist.

Unsere „Starhebamme“ nimmt sie unter ihre Fittiche. Das Kind liegt in normaler Schädellage; allerdings wird das Gewicht des Kindes bei der Ultraschalluntersuchung auf etwa 4200g geschätzt. Die Entbindungsmöglichkeiten werden mit der Mutter besprochen. Ein primärer Kaiserschnitt (*ein Kaiserschnitt vor Beginn der Wehentätigkeit*) kommt für sie nicht infrage.

Ein Entspannungsbad tut ein Übriges, dass sich die Wehentätigkeit rasch steigert und der Muttermund (*Ausgang der Gebärmutter*) zügig eröffnet. Trotz der immer intensiver werdenden Wehenschmerzen fühlt sich die Gebärende – wie sie sagt – gut. Eine Hilfe zur Schmerzlinderung (zum Beispiel eine Leitungsbetäubung oder schmerzlindernde Medikamente) hält sie für nicht nötig; das alles mit den Wehen sei nicht so schlimm und gut auszuhalten. In den Wehenpausen erzählt sie von sich, ihrem Alltag und macht zwischendurch Scherze. Man hat den Eindruck, dass sie sich gar nicht unter der Geburt befindet.

Innerhalb von knapp fünf Stunden ist der Gebärmutterausgang vollständig geweitet. Die Frau ist unglaublich motiviert und presst so diszipliniert mit, dass sie nach einer nur 20 Minuten dauernden Austreibungsphase einen 4.600g (!) schweren und 56 cm langen gesunden Jungen zur Welt bringt.

Wir Geburtshelfer würden heute sagen: Bei so einem Gewicht ist (ohne primären Kaiserschnitt) zum Glück noch alles gut gegangen!

Sie aber sagt mit strahlendem Gesicht und leuchtenden Augen als Erstes: *„War das alles?“*

Wie oft habe ich mir später dann und wann mehr Geburtserlebnisse dieser Art gewünscht.

Dramatik pur!

Die folgende Geburt zeigt allerdings, dass es leider auch einmal sehr dramatisch zugehen kann.

Eine 29-Jährige 4. Gravida II. Para (*vierte Schwangerschaft und zweite Geburt*) kommt mit Wehen in der 40. Schwangerschaftswoche in den Kreißsaal. Vor fünf Jahren hat sie ein gesundes Mädchen spontan zur Welt gebracht. Allerdings tritt unmittelbar nach der Geburt eine starke Blutung auf. Die Ursache liegt darin, dass sich die Nachgeburt (*Plazenta*) nicht vollständig von der Gebärmutterwand gelöst hat. Daher wird eine Ausschabung der Gebärmutter notwendig. In den nachfolgenden Jahren kommt es zu zwei Fehlgeburten mit anschließender Abrasio (*Ausschabung*).

Diese Frau stellt sich jetzt am zweiten Tag nach dem errechneten Geburtstermin mit regelmäßigen Wehen im Kreißsaal vor. Im Mutterpass finden sich unter den Vorsorgeuntersuchungen während der Schwangerschaft keine auffälligen Eintragungen. Bei der Aufnahmeuntersuchung ist der Muttermund schon zur Hälfte geöffnet und der Kopf sitzt fest im Beckeneingang. Das Gewicht des Kindes wird während der Ultraschalluntersuchung auf 3450g geschätzt. Lediglich fällt eine tiefsitzende Plazenta auf.

Sehr rasch kommt es zur Spontangeburt eines lebensfrischen Kindes. Die Nachgeburt allerdings löst sich trotz aller erforderlichen Maßnahmen nicht. Vielmehr tritt eine massive Blutung aus der Gebärmutter auf. Trotz des Versuches, die Nachgeburt zu lösen und einer Ausschabung, um die vermutlich in der Gebärmutter verbliebenen Restanteile der Plazenta zu entfernen, blutet es intensiv weiter. Die dann notwendigen Behandlungsschritte führen zu keinem Nachlassen der Blutung. Im Gegenteil: Es blutet und blutet in einer derartigen Intensität, dass dringend Blut und Blutersatz besorgt werden muss. Auch ist eine sofortige operative Intervention erforderlich.

Während des Eingriffes zeigt sich, dass die Nachgeburt nicht nur durch die gesamte Gebärmutterwand gewachsen ist, sondern auch die Wand der Harnblase komplett infiltriert hat; das heißt es liegt eine sogenannte *Plazenta percreta* vor: ein sehr seltenes, aber dann lebensbedrohliches Ereignis.

Die Gebärmutter und der größte Teil der Harnblase muss – in Kooperation mit den Urologen – entfernt werden: ein dramatischer Eingriff mit sehr hohem Blutverlust. Insgesamt werden 65 (!) Blutkonserven benötigt, um das Leben der Frau zu retten. Später ist dann die Rekonstruktion der Harnblase erforderlich.

Eine so problematische Geburt mit derartigen Folgen habe ich zum Glück nicht ein zweites Mal erleben müssen.

„Ist der groß!"

Die sogenannte Pränataldiagnostik ist wichtiger Bestandteil in der vorgeburtlichen Betreuung von Schwangerschaften. Besonders bei Auffälligkeiten, zum Beispiel Verdacht auf kindliche Fehlbildungen oder bei mütterlichen Erkrankungen in der Schwangerschaft, die zu Gefährdungen des Kindes im Mutterleib führen können, nimmt sie einen bedeutenden Platz in der Schwangerenvorsorge ein.

So wird im Rahmen der Pränataldiagnostik-Sprechstunde von einer erfahrenen Ärztin bei einer Schwangeren eine Ultraschalluntersuchung in der 20. Schwangerschaftswoche vorgenommen. Das Kind, die Nachgeburt und das Fruchtwasser werden systematisch untersucht. Eine weitere Medizinerin in der Weiterbildung sitzt dabei, um zuzuschauen und von ihr zu lernen. Als der Kopf des Kindes im Detail geschallt wird, hat sie den Eindruck, dass der kindliche Kopf ungewöhnlich groß sei und flüstert daher – in der Annahme, dass es die werdende Mutter nicht hört – der Untersucherin zu: *„Der Kopf ist aber groß!"*

Die Schwangere hat wohl doch mitbekommen – denn die Ohren der werdenden Mütter sind ob der Fürsorge um ihr Ungeborenes bei derartigen Untersuchungen sehr lang und weit offen! – *großer Kopf!* Und das hat Folgen. Sie wird immer unruhiger, bis sie plötzlich von der Untersuchungsliege aufspringt und laut wird: *„Mein Kind hat einen Wasserkopf! Und keiner sagt es mir!"* Ein

„Wasserkopf" bedeutet, dass die Kammern des Gehirns durch die Bildung von zu viel Gehirnwasser erweitert sind und der Kopfumfang immer größer wird.

Was für eine kritische Situation!

Die Untersucherin versucht zunächst einmal, die Frau zu beruhigen, indem sie ihr alle Strukturen des kindlichen Kopfes am Bildschirm erklärt. Das gelingt aber kaum. Sie will mich als Verantwortlichen sofort sprechen. Auch ich versuche ihr zu helfen, indem ich mir genauso den kindlichen Kopf noch einmal im Ultraschall ansehe, die Umfänge messe und die Strukturen im Inneren des Schädels, insbesondere die Gehirnkammern, in denen sich das Gehirnwasser befindet, darstelle. Alle Strukturen des Kopfes und im Inneren sind normal entwickelt. Es ergeben sich keinerlei Hinweise für einen Wasserkopf. Ich erkläre ihr, dass alles normal sei.

Während der weiteren Betreuung der Schwangerschaft bedarf es einer intensiven Fürsorge und Mühe, um die verständlichen Ängste der Frau etwas zu mindern.

Pünktlich zur Zeit des errechneten Geburtstermins bringt sie ein gesundes Mädchen zur Welt. Die vorherige Anspannung weicht wie eine schwere Last von ihr.

Das Beispiel verdeutlicht, wie vorsichtig der Arzt in diesem sensiblen Bereich in der Wahl seiner Worte sein muss. Ein falsches Wort oder eine unaufmerksame Wortwahl kann unvorhersehbare Folgen haben. Das gilt umso mehr, wenn tatsächlich auffallende Befunde erhoben werden.

Dann bedarf es einer wohl dosierten Empathie, die richtigen Worte und richtigen Verhaltensweisen zum richtigen Zeitpunkt zu wählen.

Lukas, der erste Pränatalmediziner?

Welche Schwangere kann nicht davon berichten, dass das Kind im Mutterleib schon sehr früh am allgemeinen Leben teilnimmt. Auf freudige, aber auch traurige Erlebnisse der werdenden Mutter reagiert es oft vehement mit. So berichten es mir die Schwangeren immer wieder. Und welcher werdende Vater hat nicht erfahren dürfen, dass beim Streicheln des sich vorwölbenden Bauches seiner schwangeren Frau sein Nachkomme schon früh Kontakt zu ihm aufnehmen möchte, indem er seiner aufliegenden Hand im Fruchtwasser entgegenschwimmt; das heißt ihm sozusagen – nur durch die Bauchdecke der Mutter getrennt – die Hand entgegenstreckt: Momente im Leben einer werdenden Mutter und eines werdenden Vaters, die sich tief in ihre Seele eingraben!

Auch ich als inzwischen mehrfacher Großvater erinnere mich noch heute freudig daran. Solche Erfahrungen sind aber keineswegs neue Erkenntnisse der psychischen Phänomene in der pränatalen Medizin, die immer mehr Wunder des emotionalen Miterlebens des Kindes intrauterin (*im Mutterleib*) entdeckt.

Schon in der Bibel wird uns davon berichtet. Der Arzt Lukas beschreibt dieses Phänomen in seinem Evangelium. So lesen wir im Lukasevangelium, wie Maria, die Mutter Jesu, ihre Verwandte Elisabeth besucht und über ihre freudige Begegnung („Heimsuchung") Gott preist. Offensichtlich geschieht dies beiderseits. Denn als Maria Elisabeth, die trotz ihres fortgeschrittenen Alters noch schwanger geworden ist, begrüßt, heißt es: „*Und es geschah, als Elisabeth den Gruß der Maria hörte,* ***hüpfte*** *das Kind in ihrem Leibe*" (Lukasevangelium im Neuen Testament, Kapitel 1, Vers 41).

Rainer Maria Rilke hat diese Begegnung in seinem Gedicht „Mariae Heimsuchung" im Jahre 1912 auch lyrisch wunderbar verewigt:

Jede, voll von ihrem Heiligtume,
schützte sich mit der Gevatterin.
Ach der Heiland in ihr war noch Blume,
doch den Täufer in dem Schoß der Muhme
riss die Freude schon zum ***Hüpfen*** *hin.*

Rainer Maria Rilke (1912)

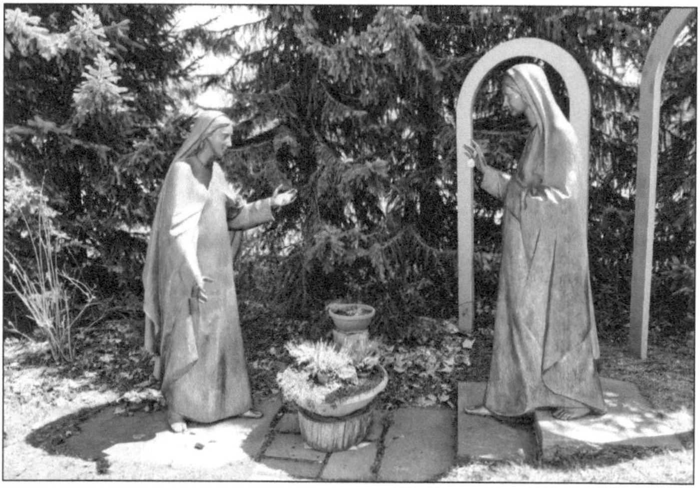

Begegnung von Elisabeth und Maria
(Bronzefiguren der Trentiner Künstler Livio und Giorgio Conta im Wallfahrtsort Maria Weißenstein in Südtirol; mit freundlicher Genehmigung Dr. K.-D. Jaspers)

Das hätte ich – als einer, der über längere Zeit mit Freude und Leidenschaft Pränatalmedizin ausgeübt hat, gerne miterlebt.

So ist der Evangelist und Arzt Lukas (für mich) zu einem der ersten Pränatalmediziner avanciert.

Weihnachten im Krankenhaus

Zu Weihnachten wünschen sich verständlicherweise viele Patientinnen, das Krankenhaus zu verlassen, oder zumindest für ein paar Stunden oder einen Tag zwischendurch mit der Familie zu Hause das Fest feiern zu können. Aber dies ist nicht jeder Patientin vergönnt. Schwer Kranke, frisch Operierte, aber auch kranke Frauen, die alleinstehend und ohne jeden sozialen Anschluss oder Kontakt sind, werden die Feiertage über im Krankenhaus bleiben wollen oder müssen.

Wie können wir ihnen trotzdem eine Art Weihnachtserleben vermitteln?

Auf den Stationen wird schon einige Zeit vor dem Weihnachtsfest für ein gewisses Weihnachtsfeeling bzw. eine Vorfreude gesorgt, indem die Gänge auf den Stationen, die Krankenzimmer und Funktionsräume festlich geschmückt werden. Kerzen brennen, Tannenzweige schmücken die sonst so hässlichen Bettschränkchen. Weihnachtsgebäck – sofern es der Zustand der Kranken gestattet – wird verteilt. Die Ideen zur Gestaltung mit Weihnachtsschmuck gehen nicht aus. In jedem Jahr zur Weihnachtszeit gibt es neue Überraschungen.

Ist dann der 24. Dezember erreicht, beginnt am „Heiligen Morgen" die Weihnachtsvisite mit viel Musik und Gesang. Die Diakonissen und die nicht ordensgebundenen Schwestern singen gemeinsam mit den Assistenten, den Oberärzten und dem Chef Weihnachtslieder auf den Stationen. Dabei stehen die Türen zu jedem Krankenzimmer offen, damit alle die Musik und Lieder mithören können. Wir gehen von Bett zu Bett und wünschen jeder Patientin ein frohes Weihnachtsfest. Natürlich erklingt als letztes Lied – und alle können mitsingen: *O du fröhliche, o du selige* … Dann werden auch mal Tränen verdrückt und es ist zu hören: *„Wat is dat schön!"*

So geht es von Station zu Station.

Bläser- und andere Instrumentengruppen sowie Chöre, die die Patientinnen am ersten und zweiten Weihnachtsfeiertag musikalisch erfreuen, tragen wesentlich zu einer festlichen Stimmung und Entspannung auf den Stationen bei.

Auch Jahre später erinnern sich ehemalige Patientinnen noch gerne an die festliche Gestaltung der Weihnachtstage in der Klinik, in denen sie ihre Krankheit mit dem oft sehr belastenden Aufenthalt für ein paar Stunden vergessen konnten.

„Wat sind dat für Süße!“

Da meine wöchentliche Arbeitszeit gewöhnlich zwischen 80 und 90 Stunden beträgt, habe ich während der aktiven beruflichen Zeit meiner Familie sehr viel zugemutet. Aber nicht nur der Familie, sondern leider manchmal auch „meinen“ Patientinnen. Denn nach langen ausgedehnten Operationen, der nachfolgenden oft bis in die Abendstunden dauernden Sprechstunde und den anschließenden notwendigen Vorstellungen der am nächsten Tag zu operierenden neuen Patientinnen kommt es schon vor, dass die Abendvisite erst zu sehr später Stunde stattfindet.

Eine spätere Begegnung mit einer früheren Patientin gibt beredtes Beispiel dafür. Sie begegnet mir – 16 Jahre nach Ende meiner beruflichen Tätigkeit – zufällig auf einer Großveranstaltung und spricht mich an. Ich habe sie nicht wiedererkannt. Sie erzählt, dass sie vor 36 Jahren in unserer Klinik behandelt worden sei. An einem Abend sei ich sehr spät zur Visite gekommen. Sie habe schon geschlafen, als ich ihr Zimmer betrat. Als sie erwachte, habe sie gedacht, es sei ein Einbrecher und habe reflexartig nach ihrem Kopfkissen gegriffen und auf mich geworfen. An diesen Vorfall kann ich mich allerdings nicht mehr erinnern.

Als unsere Vier noch klein sind, kann ich sie oft nur an den Wochenenden sehen und intensiver erleben; es sei denn, dass sie nachts aufgewacht sind und ich sie wieder beruhigend in ihr Bett zurückbringe; oder sie sind zu meiner Frau und mir ins Bett gekrochen. An Weiterschlaf ist dann nicht mehr zu denken.

Allerdings habe ich es mir nicht nehmen lassen, an den Wochenenden unsere „Bagage“ zur Visite mit in die Klinik zu nehmen. Sie begleiten mich von Zimmer zu Zimmer: Unser Jüngster eilt voran, macht die Türe auf, läuft zielstrebig auf die im Bett liegenden Patientinnen zu, begrüßt sie strahlend und fragt keck: *„Wie geht es Ihnen heute Morgen?“* Wenn dann noch unsere anderen Drei folgen und das Gleiche tun, sind die frisch operierten bzw. krebskranken Frauen für diesen Tag hin und weg! Da brauche ich selbst nicht mehr viel zur Aufheiterung oder zur Anhebung der Stimmung beizutragen.

Dann höre ich gelegentlich aus einem Ruhrpott-Mund: *„Wat sind dat für Süße!“* Ja, ich mag die Menschen des Ruhrgebietes: sie sind offen, direkt und tragen ihr Herz auf der Zunge und in ihren Händen.

Im Laufe der frühen achtziger Jahre ist der fünfköpfige Sonntags-Besuch in der Klinik zur Institution geworden, bis die Kinder zu groß sind und dieses Ritual nicht mehr wünschen.

Sehr schwer fällt mir, dass die Kinder oft zu Hause auf den Papa warten müssen, vor allem, wenn es heißt: Heute kommt er etwas früher nach Hause; und dann dauert es doch länger als erhofft, zum Beispiel weil noch eine Geburt dazwischenkommt. Unser Ältester sitzt geduldig bis zu zwei Stunden auf der Fensterbank meines häuslichen Arbeitszimmers, wenn er hört: *„Der Papa kommt bald.“* Es tut mir heute noch weh, dass ich ihn dann – manchmal auch vergeblich – warten ließ, bis ich endlich mit viel Verspätung zu Hause erscheine und die Kinder oft nur noch schlafend vorfinde.

Begleitet er mich anlässlich einer bevorstehenden Entbindung an einem Samstag oder Sonntag zur Klinik, ist seine Geduld bewundernswert, mit der er auf dem Bänkchen vor dem Kreißsaal sitzen bleibt und wartet und wartet (bis zu ein, zwei Stunden), bis schließlich der Papa nach Beendigung der Geburt in der Tür erscheint.

Umso intensiver kann ich unsere Vier in den Sommerferien während des Urlaubs genießen. Dann bin ich ganz für sie da.

Wie dankbar bin ich, dass sie mir, wo sie jetzt selbst erwachsen sind und eigene Kinder haben, zu keiner Zeit Vorwürfe gemacht haben, weil ich ihnen in ihrer Kindheit und während ihrer Jugend zu wenig Zeit gewidmet habe.

Die Suche

Die Familie hat sich vergrößert. Um als Eltern mit vier kleinen Kindern in Urlaub fahren oder als Familie verreisen zu können, brauchen wir ein größeres Auto, sozusagen ein Familiengefährt mit entsprechender kindergerechter Ausstattung.

Nach langer Suche scheint uns der *Toyota previa* besonders geeignet zu sein – passend zu einem Geburtshelfer, denn er kennt sich mit einer Plazenta pr(a)evia (*eine vor dem Ausgang der Gebärmutter liegende Nachgeburt, ein die normale Geburt erschwerende bzw. vollständig verhindernde Komplikation*) gut aus.

Für Kindersitze und Gepäck ist ausreichend Platz; das Panoramadach schenkt Raum und lässt kein Gefühl der Enge aufkommen. Verschiedene Extras sorgen bei längeren Fahrten für Lebensqualität. Vor allem, wenn die Kinder dabei sind und ständig fragen: „*Wo fahren wir hin?*" und „*Wann sind wir daaa?*"

Dazu gehört unter anderem ein CD-Player, der sich so versteckt unter dem Fahrersitz befindet, dass ihn normalerweise nur ein „Eingeweihter" entdecken kann.

Als ich zum ersten Mal nach dem Kauf des Wagens meinen Parkplatz vor der Klinik ansteuere, wird mein neues Gefährt von den Ärzten kritisch begutachtet. Da die Neugier im Laufe des Tages anschwillt, stelle ich ihnen eine Aufgabe: „*Wenn ihr innerhalb von 10 Minuten herausfindet, wo sich der CD-Player im Previa befindet, werde ich ein Pizza-Essen spendieren.*"

Gesagt, getan: Eifrig durchsuchen die Ärzte fieberhaft den ganzen Van von oben bis unten. In den ersten neun Minuten – ich schaue genau auf die Uhr! – finden sie nichts. Erst in der letzten Minute entdeckt ihn einer der Assistenzärzte: Großes Hallo!

Am nächsten Tag gibt es für alle ein Pizza-Mahl mit freier Auswahl nach Geschmacksrichtung: ein kleiner Beitrag zum Wohle der Gemeinschaft im Klinikalltag.

Die Sprechstunde

Neben der normalen Sprechstunde machen einen großen Teil meiner Aufgaben die Schwangerenberatung (*zum Beispiel die Gewichtung von Risikoschwangerschaften, Wahl des Entbindungsmodus*), und endokrinologische (*hormonelle*) Problemfälle aus. Sehr zeitaufwendig sind spezielle Fragestellungen im Rahmen der Behandlung und Nachsorge von Krebspatientinnen. Darüber hinaus nimmt die Beurteilung und Begutachtung von Operationsindikationen, wie zum Beispiel bei zu großen (*Hyperplasien*), zu kleinen (*Hypoplasien*) oder asymmetrischen (*ungleichen*) Brüsten eine längere Zeit in Anspruch.

Viele Frauen habe ich über Jahre betreuen dürfen. Oft mussten sie geduldig warten, weil akute Notfallsituationen oder Kreißsaaleinsätze die Sprechstundentätigkeit unterbrochen haben. Noch heute bin ich ihnen dafür dankbar, dass sie so viel Verständnis für meine Verspätungen aufgebracht haben.

Über fast 25 Jahre kann ich sehr viel Freude mit ihnen erleben, aber auch schwierige, dunkle und traurige Stunden sind dabei. Ich weiß nicht, ob ich übertreibe, wenn ich den Prozentsatz an psychosomatischen Ursachen für Beschwerden, insbesondere für depressive Störungen bei funktionellen gynäkologischen Erkrankungen mit 30 bis 40 Prozent angeben würde. Vielfach sind es Lehrerinnen, aber natürlich auch Frauen anderer Couleur, die sich mit derartigen Symptomen in der Sprechstunde vorstellen.

Als Gründe für ihre Gesundheitsstörungen werden Unzufriedenheit in ihrem Alltag, Überforderung, Stress am Arbeitsplatz, mit Schwierigkeiten der Schülerinnen und Schülern umzugehen, Ohnmachtsgefühle und Probleme mit den Kollegen oder mit der oder dem Vorgesetzten angegeben. Bei Frauen mit diesen Belastungen habe ich in der Behandlung – neben Gesprächstherapie, Autogenem Training und/oder psychotherapeutischen Behandlungsformen – vor allem mit dem Einsatz eines niedrig dosierten Antidepressivums gute Erfahrungen gemacht. Oft vertrauen sie mir Persönliches an, das hilft, ihre Probleme im Kontext von Familie, Ehe und Beruf leichter einzuordnen, um so einen besseren Zugang zu Therapieansätzen zu finden.

Der Dackel und die krebskranke Frau

Drei Jahre lang darf ich eine 63-jährige Frau mit einem leider schon sehr fortgeschrittenen Eierstockkrebs betreuen. Nach einer ausgedehnten Operation mit anschließender Chemotherapie kann sich die Patientin zunächst gut erholen. Über zwei Jahre fühlt sie sich danach recht wohl, bis sie in den letzten Monaten über eine allgemeine Schwachheit, wiederkehrendes Unwohlsein und Darmbeschwerden klagt. Die Bewältigung der häuslichen Aufgaben fällt ihr immer schwerer. Leider hat sie keine Kinder, die ihr jetzt hätten helfen können. Ihr Ehemann hilft ihr allerdings rührend, wie sie berichtet. Auch begleitet er sie – obwohl noch berufstätig – stets mit einem Dackel zu den Kontrolluntersuchungen. Die letzten Ergebnisse weisen leider auf eine ausgeprägte Metastasierung (*Streuung: Tochtergeschwulstbildung*) des Eierstockkrebses hin.

In gemeinsamen Gesprächen führe ich sie langsam dahin, dass ihre Lebenszeit nur noch sehr begrenzt sein dürfte.

Und dann tritt ein, womit wir nicht gerechnet haben. Plötzlich stirbt ihr Ehemann, der angeblich bis dahin stets gesund gewesen sei. Wie soll es weitergehen? *„Wer kümmert sich jetzt um mich und den Dackel, der doch so an meinem Mann gehangen hat?"* Das Geschäft muss verkauft werden.

Bis letztlich eine palliative Versorgung arrangiert werden muss, besucht sie noch engmaschig meine Sprechstunde. Sie kommt mit ihrem Dackel und erzählt folgende Geschichte: *„Am Morgen des nächsten Tages, nachdem wir meinen Mann auf dem nicht weit von unserem Zuhause liegenden Friedhof beerdigt haben, weckt mich unser Dackel, winselt vor unserer Haustür so lange, bis ich ihm aufmache; in der Annahme, dass er mal dringend sein Geschäft erledigen müsse. Aber nein. Er zieht mich an der Leine stracks auf den Weg zum Friedhof bis zum Grab meines Mannes. Er setzt sich eine kurze Zeit auf das Grab. Dann bedeutet er mir, dass wir beide jetzt wieder nach Hause zurückkehren können. Seitdem geschieht dies jeden Tag."*

Einige Wochen später stirbt sie. Was aus dem Dackel geworden ist, weiß ich nicht.

Immer montags!

Wenn, dann erscheint sie stets am Anfang der Woche, gewöhnlich montags nachmittags als sogenannter Notfall in meiner Sprechstunde. Meine wachen Vorzimmerdamen kennen sie und wissen, dass sie mich informieren sollen. *„Sie ist wieder da!"*, so heißt es am Telefon. Ich bereite mich innerlich – wie mehrmals in den zurückliegenden Monaten – auf die Begegnung mit der 51-jährigen Gattin des Geschäftsführers eines Großkonzerns vor. Stets sind es die gleichen Beschwerden: ziehende, manchmal auch krampfartige Schmerzen im Unterbauch. Sie treten, wenn, dann meistens in den Morgenstunden des Montags auf und sind so heftig, dass sie Angst hat, etwas Schlimmes stecke dahinter. Schmerzmittel, die sie von sich aus einnimmt, helfen ihr nicht.

Meist schon am Montagabend lassen die Beschwerden wieder nach.

Ich bitte sie, mir die Art der Beschwerden, die Intensität, die Zeit und die zeitliche Dauer in einen Terminkalender einzutragen. Die Untersuchungen ergeben keinen Hinweis auf eine organische Ursache.

Was ist dann die wirkliche Ursache der Beschwerden? Warum treten sie meistens am Wochenende bzw. Anfang der Woche auf? Sind es Veränderungen des Lebensstils an den Wochenenden, zum Beispiel Empfänge, Einladungen oder Events, die sie zusammen mit ihrem Ehemann aufgrund seiner Stellung als Verpflichtung wahrnehmen muss, die eine Rolle spielen? Nichts deutet auf diese Zusammenhänge hin. Vielmehr empfindet sie diese Art der Ablenkungen als erfreulich und interessant. Auch habe dies mit dem besonderen guten Essen bei diesen Gelegenheiten nichts zu tun. Ernährungsprobleme habe sie nicht.

Ich frage sie, ob sie wegen ihrer „Probleme" schon einmal mit ihrem Mann gesprochen habe. *„Nein, mein Mann ist so überaus beschäftigt, dass ich ihn nicht auch damit noch belasten möchte."*

Wie kann ich ihr helfen?

So geht es eine Weile. Eine weitere Schmerzmedikation erscheint mir nicht sinnvoll, zumal Schmerzmittel, die die Patientin ja von sich aus eingenommen hat, nicht geholfen haben.

Wie komme ich aber dahin, die Ursache zu finden? Eine angeratene Konsultation bei einer Psychologin lehnt sie ab.

Schließlich schlage ich ihr ein gemeinsames Gespräch mit ihrem Ehemann vor. Beide willigen ein. Wir nehmen uns Zeit. Ich versuche ihm zu erklären, wie belastend die Beschwerden für seine Frau seien und wie stark sie ihre Lebensqualität beeinflussen. Es sei der Mühe wert, dass wir gemeinsam einen Weg finden, um das Problem zu lösen.

Ich frage ihn, ob er sich die Beschwerden seiner Frau erklären könne. *„Er sei überrascht: Nein, beim besten Willen nicht!"*

Im Laufe des weiteren Gesprächs bitte ich ihn, mir seinen Tagesablauf, speziell an den Wochenenden und vor allem montags, im Verlauf der letzten Wochen zu schildern. Bei seiner Schilderung tritt deutlich ein zeitlicher Zusammenhang zwischen dem Auftreten der Beschwerden bei seiner Frau und dem Beginn seiner Flugreisen zu Tage. Die Geschäftsreisen, sehr häufig in den vorderen Orient und in Ostblockländer, tritt er meistens montags ganz früh an und bleibt gewöhnlich nur ein paar Stunden zu Verhandlungen mit Geschäftspartnern dort.

Ich frage daher weiter: *„Kann es sein, dass dann, wenn Sie wegfliegen, ihre Frau so stark angespannt ist, dass sie mit solchen Schmerzen reagiert?"* Seine Frau wird unruhig und es bricht aus ihr heraus: *„Ich habe immer solche Angst, wenn du wegfliegst."* Könnte dies der Schlüssel sein? Da die Beschwerden meistens am Montagabend wieder nachlassen, frage ich sie: *„Ruft ihr Mann Sie regelmäßig an, wenn er wohlbehalten am Zielort angekommen ist?"* Sie bejaht dies.

Jetzt wird mir klar, dass nach dem erlösenden Anruf ihres Mannes am Montagabend die Spannung nachlässt und die Beschwerden langsam verschwinden.

Ich versuche, dem Ehepaar den vermuteten Zusammenhang zwischen dem Verreisen und dem Beginn der Beschwerden zu verdeutlichen.

Aber was ist zu tun?

Ich mache dem Ehemann einen kühnen Vorschlag. *„Könnten Sie sich vorstellen, ihre Frau auf den Dienstreisen mitzunehmen?"*

Stille. Beide schauen sich überrascht an. Nach einer Weile antwortet er:

„Das können wir ja mal versuchen."

Nach drei gemeinsamen Geschäftsreisen ruft sie mich an. Es ist die Lösung.

Alles nur zum Wohle der Patientin?

Das Operieren stellt bei den täglichen „Routineoperationen" in der Frauenheilkunde gewöhnlich – so seltsam das klingen mag – eine gewisse Erholung dar, insbesondere bei Mozart- oder Bachmusik; so ähnlich wie klassische Musik, insbesondere Musik von Mozart, vorrangig *Die kleine Nachtmusik*, unter der Geburt wundersam zur Entspannung und zur schnelleren Eröffnung des Muttermundes führen soll.

In jedem Fall trägt sie zu einer entspannteren Atmosphäre im Operationssaal bei. Ob das Gleiche mit anderen Musikgenres auch erreichbar ist, entzieht sich meiner Kenntnis und Erfahrung.

In kritischen Situationen, zum Beispiel Komplikationen unter der Operation oder bei sehr schwierigen Eingriffen ist es allerdings anders. Eine gewisse Anspannung bleibt nicht aus.

Vor allem dann, wenn es sich um sehr ausgedehnte Operationen handelt, wie zum Beispiel bei einem schon weit fortgeschrittenen Ovarialkarzinom (*Eierstockkrebs*). Sind umgebende Organe, wie zum Beispiel die Harnblase und Teile des Darms sowie darüber hinaus auch die Lymphknoten und das Bauchfell betroffen, ist die Entfernung des bösartigen Gewebes sehr aufwendig und risikoreich. Das heißt, um dies zu erreichen, müssen Resektionen (*Entfernungen*) von mehr oder weniger großen Dünn- und/oder Dickdarmabschnitten, von Teilen der Harnblase sowie die Entfernung befallener Bauchfellanteile und Lymphknoten vorgenommen werden.

Damit die Funktionsfähigkeit des Darms und der Blase wieder zurückkehrt, kann die Rekonstruktion (*Neubildung*) von Blase und Enddarm, der sogenannten Pouchanlagen, bzw. die Anlage eines Anus praeter (*künstlicher Darmausgang*) erforderlich werden. Ein derartiger Eingriff stellt als interdisziplinäre Aufgabe für Gynäkologen, Chirurgen, Urologen und Anästhesisten eine große Herausforderung dar. Mit den Vertretern dieser medizinischen Fachbereiche sind im Vorfeld solcher Operationen ausgedehnte Absprachen und Vorbereitungen nötig.

Allerdings stellt sich bis heute die Frage, inwieweit dieses Ziel im Einzelfall wirklich technisch möglich und erreichbar ist und um welchen Preis für die Patientin: um den Preis der Lebensqualität und der real zu erwartenden Lebensverlängerung? – eine oft sehr komplexe und schwierige Frage. Letztlich darf die Entscheidung für einen derartigen Eingriff allein nur davon abhängig gemacht werden, ob sie zu Gunsten der Patientin – und nur *das allein* als entscheidendes Kriterium – gefallen ist.

Im Laufe der Jahre bin ich während der Betreuung onkologischer Patientinnen Teilhaber an einer Reihe von schönen, aber auch bitteren und erschütternden Einzel- und Familienschicksalen geworden, die mir bis heute nahegehen. Mitleid darf ein Arzt nicht haben, so wird häufig gesagt; sonst könne er seinen Beruf nicht lange aushalten.

Meines Erachtens gehört aber im Umgang mit den PatientInnen in gewissem Maße ein Mitleiden als Teil der besonderen Empathie, die ein Arzt haben sollte, dazu.

Erschütterung

Das Brustkarzinom ist der häufigste Krebs bei der Frau. Es gehört gewiss zu den wichtigsten Aufgaben des behandelnden Arztes, dann ihr und ihrer Familie sachlich und empathisch zu begegnen. Ein gutes Aufklärungsgespräch kann viel bewirken. Und doch ist es schwer und sicherlich nur sehr unvollkommen, der tiefen Betroffenheit einer Frau richtig zu begegnen, wenn sie zum ersten Mal mit dieser Diagnose konfrontiert wird. Denn nicht jede(r) verträgt die Wahrheit. Auch lässt sich die Reaktion des Patienten auf die mitgeteilte Diagnose nicht sicher abschätzen, wie folgendes Beispiel zeigt:

Eine Frau im mittleren Alter erhält die Diagnose eines Mammakarzinoms. Sie nimmt diese Diagnose im ersten Gespräch zunächst relativ emotionslos auf. Die weiteren therapeutischen Schritte werden mit ihr und dann noch einmal zusammen mit ihrem Ehemann ausführlich besprochen. Das Ehepaar hat keine Kinder. Beide sind als Naturwissenschaftler in Industrieunternehmen tätig. Verständlicherweise stellen sie viele Fragen nach Wirkungen der notwendigen nachfolgenden Behandlungsschritte, nach den Erfolgsaussichten und Prognosen (*Überlebenschancen*). Ich ordne sie als aufgeschlossen und in keiner Weise als psychisch auffällig ein. Die operativen und nachfolgenden chemo- und strahlentherapeutischen Maßnahmen macht die Patientin mit und verträgt sie ohne wesentliche Nebenwirkungen. Regelmäßig werden mit dem Ehepaar Gespräche über das weitere Vorgehen geführt.

Umso mehr trifft mich der „Schlag", als eines Morgens – der letzte Kontakt zum Ehepaar lag etwa eine Woche zurück – die Polizei in der Klinik auftaucht und mich sprechen möchte. Sie teilt mir mit, dass sich das Ehepaar heute früh umgebracht habe. Es habe sich vor einen Zug geworfen. Die Polizisten fragen, ob ich etwas Besonderes bemerkt oder sich das Ehepaar in irgendeiner Weise zu Suizidgedanken geäußert habe.

Ich bin zunächst sprachlos. So etwas hatte ich nicht erwartet. Bin ich mit meiner „Wahrheitsaufklärung" zu weit gegangen? Habe ich die Balance zwischen defensiver und wahrheitsgemäßer vielleicht zu klarer Aufklärung nicht gefunden? Es fällt mir schwer, diesen Schritt des Ehepaares zu verstehen. Zumal ich zu keiner Zeit von einer schlechten Prognose (*Vorhersage*) ausgegangen bin, geschweige denn dem Ehepaar gegenüber diesbezüglich auch nur eine Andeutung gemacht habe. Der objektive Befund gab keinen Anlass, von einer ungünstigen weiteren Lebensperspektive auszugehen. Und trotzdem fühle ich mich plötzlich schuldig, den Suizid nicht verhindert zu haben.

Auch wenn mir kurz danach aus dem Abschiedsbrief des Ehepaares mitgeteilt wird, dass es sich „nach langer Überlegung dazu entschlossen habe, dass *so* ein Weiterleben nicht mehr sinnvoll sei": ein „Bilanzsuizid"?!

Was gäbe ich dafür, mit diesem Vorwissen um ihre Lebens- und Suizidgedanken vor ihrem so erschütternden Ende noch einmal ein Gespräch mit dem Ehepaar führen zu können!

Ärztliche Ohnmacht

Es kommt sehr, sehr selten vor, dass eine Frau schon mit 31 Jahren an einem metastasierenden (*streuenden*) Mammakarzinom stirbt.

Drei Jahre zuvor hatte sich die Patientin erstmalig in unserer Klinik vorgestellt. Zur Vorgeschichte: In einem auswärtigen Krankenhaus war bei ihr in der zweiten Schwangerschaft zufällig ein Brustkrebs entdeckt worden. Daraufhin erfolgte in der 34. Schwangerschaftswoche ein Kaiserschnitt. Wegen eines 8 cm (!) großen bösartigen Tumors musste anschließend eine Brustamputation der befallenen Mamma mit Entfernung der regionalen axillären Lymphknoten vorgenommen werden. Einige Achsellymphknoten waren befallen. Die erforderliche weitere Behandlung wurde in unserer Klinik durchgeführt.

Leider kommt es nach anfänglichen positiven Therapieeffekten und hoffnungsvollem Ausblick, der aufgrund des guten Gedeihens der beiden Kinder noch einen zusätzlichen positiven emotionalen Touch bei dem Ehepaar erhält, zu einem Rezidiv mit Lungen- und Knochenmetastasen sowie bald danach zu Tochtergeschwülsten im Gehirn. Der Zustand verschlechtert sich trotz aller Behandlungsversuche zunehmend, sodass palliative Maßnahmen eingeleitet werden. Damit ist es möglich, dass die Ehefrau und Mutter der beiden kleinen Kinder noch kurze Zeit zu Hause sein kann.

Aber dann geschieht Folgendes: Es ist Spätnachmittag. Mitten in der Sprechstunde werde ich von der leitenden Schwester der onkologischen Station angerufen. Ich möchte doch bitte umgehend kommen. Der Ehemann stünde weinend mit seinen beiden Kindern vor dem Bett seiner Frau. Er verlange von mir, dass ich sofort erscheine. Ich lasse alles stehen und liegen. Als ich das Zimmer betrete, finde ich einen völlig aufgelösten Mann vor, der wie verloren mit seinen Kindern, die doch irgendwie die bedrohliche Situation erahnen, am Bett der inzwischen nicht mehr ansprechbaren Frau steht. Verzweifelt schreit er mich an: „*Nun tun Sie endlich was!*“

Was soll ich tun? Ich bitte die Schwestern der Station, den Kindern nahe zu sein, so gut sie es können. Da einige von ihnen selbst Kinder im gleichen Alter haben, gelingt es, sie zu begleiten. Danach habe ich die Aufgabe, dem Ehemann die hoffnungslose Lage nahezubringen.

Zusammen mit der leitenden Schwester der onkologischen Station bitte ich ihn, mit ins Stationszimmer zu kommen. Die Tränen laufen. Auch für mich ist es schwer, sie zu unterdrücken. Erst nach einer ganzen Weile finden wir wieder Worte zueinander. Was kann ich ihm sagen? Ich gestehe ihm, dass ich selbst ohnmächtig bin, weil ich seiner Frau nicht mehr helfen kann. Dies als behandelnder Arzt zu akzeptieren, sei unendlich schwer. Denn die Erwartungen, seiner Frau eine echte Hilfe zum Leben(bleiben) zu ermöglichen, habe ich nicht erfüllen können.

Nur langsam kann sich der Ehemann beruhigen.

Wir haben dann vereinbart, dass er bei seiner Frau bleibt und wir uns um die Kinder kümmern, sofern sie das wollen. Seine Frau ist kurz danach gestorben.

Im Raum bleibt die Frage offen: Wie kann Gott so etwas zulassen? Sie schwebt wie ein Damoklesschwert über uns.

Es war einer meiner schwersten Tage und prägendsten Erlebnisse in meinem Leben!

Und eine Antwort auf die Frage: *Wie kann Gott das zulassen*? kann ich hier nicht geben! Wie soll ich in einer derartigen Situation vermitteln können, dass für mich die biblische Zusage gilt, dass bei Gott alle Dinge, auch in Not und Leid, zum Guten mitwirken?

So frage ich mich: „*Kann ich als Arzt gewinnen?*" Ich denke nur dann, wenn ich an meinem eigenen Versagen und Ausheilen des Versagens einen Gestaltwandel durchlebt habe, um ihn dann in der Begegnung mit meinem Patienten bei ihm zu wecken.

„Kulturschock"

In den 50er- und 60er Jahren des vorigen Jahrhunderts sind viele Familien aus meist christlich geprägten südeuropäischen Staaten zu uns nach Deutschland gekommen und haben sich hier eine neue Existenz aufgebaut. Spätestens jetzt sind ihre Kinder und Enkel inzwischen voll integriert und an die deutschen Traditionen angepasst. Später sind es aber auch mehr und mehr Familien aus anderen, insbesondere islamisch geprägten Kulturkreisen, die in der BRD eine zweite Heimat finden. Andere religiöse und kulturelle Traditionen treffen auf das sogenannte christliche Abendland! Konfliktpotentiale entstehen. Und als Arzt befindest du dich dann plötzlich mittendrin! Wie kannst du dann einen Konflikt lösen?

Als kleines Mädchen kommt sie mit ihren Eltern aus einem islamgeprägten südeuropäischen Land nach Deutschland; zu einer Zeit, in der in der Schwerindustrie im Ruhrgebiet viele Arbeitskräfte gebraucht werden. Ihr Vater arbeitete in einem Stahlwerk und befindet sich inzwischen aus gesundheitlichen Gründen im vorzeitigen Ruhestand. Sie hat noch jüngere Brüder.

Zu Hause werden die islamischen Traditionen gepflegt. Damit wächst sie auf. Ab dem elften Lebensjahr trägt sie ein Kopftuch. In der deutschen Grundschule ist sie mit Gleichaltrigen aus vorwiegend südeuropäischen Ländern stammenden Mädchen zusammen. Nach vier Jahren wechselt sie auf eine weiterbildende Schule und schließlich besucht sie ein Berufskolleg. Dort lernt sie einen deutschen jungen Mann kennen. Sie verlieben sich. Ihre Beziehung verheimlicht sie vor der Familie, da sie weiß, dass ihre Eltern schon einen Bräutigam aus ihrem Heimatland für sie bestimmt haben, den sie zuvor noch nie gesehen hat. Mit den Schwiegereltern ist ein Hochzeitstermin, an dem sie in den Ferien mit ihren Eltern dorthin reisen soll, schon vereinbart. Deshalb lebt sie in ständiger Angst, je näher der Tag auf sie zukommt.

In dieser verzweifelten Situation sucht sie uns auf. *„Was soll ich tun? Ich liebe meinen deutschen Freund. Aber meine Eltern setzen mich zunehmend unter Druck, endlich den von ihnen ausgesuchten Partner zu heiraten."*

Aber sie hat mit ihrem Freund schon intimen Kontakt gehabt. Wenn das die Eltern erfahren, würde sie ausgestoßen, ja müsse sie möglicherweise um ihr Leben bangen. Sie sei dann in Deutschland nicht mehr sicher, selbst wenn sie von zu Hause verschwinden würde. Der Bruch mit der Familie sei damit vorprogrammiert, wenn sie nicht dem Wunsch der Eltern folgen würde.

In dieser verzweifelten Situation sieht sie nur einen Ausweg: den von ihren Eltern Auserwählten in ihrem Heimatland zu heiraten. Aber wenn es herauskommt, dass sie schon nicht mehr Jungfrau sei, wäre das eine Katastrophe. Denn in vielen islamisch geprägten Ländern ist die Jungfräulichkeit bis zur Hochzeitsnacht traditionelle Voraussetzung für eine Eheschließung. Auch wird erwartet, dass es beim ersten Geschlechtsverkehr in der Hochzeitsnacht blutet. Schließlich muss ein rot gefärbtes Bettlaken beredtes Zeugnis dafür ablegen.

In dieser Verzweiflung bittet sie um die operative Wiederherstellung des Jungfernhäutchens. Eine Hymen-Rekonstruktion – wie sie genannt wird – ist nicht so einfach. *Soll ich mich darauf einlassen und wenn, wie erreiche ich, dass eine solche Operation so heimlich wie möglich abläuft?* Zudem muss der operative Eingriff unter einer anderen Indikation geführt werden.

Ich berate mich vertraulich mit befreundeten Ärzten, dem leitenden Oberarzt und den Anästhesisten der Klinik. Nach eingehenden Gesprächen mit allen Beteiligten kommen wir zu dem Schluss, dass wir der Frau helfen sollten. So führen wir an einem Samstag – ohne Kenntnis der sonstigen Belegschaft – die Operation durch. Die Kontrolluntersuchung einige Tage später lässt hoffen, dass der Eingriff gelungen ist.

Ob sie mit dem ihr aufoktroyierten Partner schließlich glücklich geworden ist, entzieht sich meiner Kenntnis.

Ärger mit der Verwaltung

Schon in den 80er-Jahren des 20. Jahrhunderts war aufgrund abnehmender Ressourcen einerseits sowie einer zunehmenden Ökonomisierung andererseits ein spürbarer Wandel im Gesundheitssystem in Deutschland erkennbar. Betriebswirtschaftliche Interessen drohten und drohen bis heute Vorrang vor medizinischer Qualität und Patientenorientierung einzunehmen.

In dieser Gemengelage bestand schon damals das Geschick der leitenden Ärzte darin, nicht nur die aktuellen täglichen klinischen Aufgaben wahrzunehmen und zu bewältigen, sondern auch im Kontext der ökonomischen Zwänge die Vorstands- und Verwaltungsverantwortlichen des gesamten Krankenhauses für die Erfordernisse der eigenen Klinik zu gewinnen und zufriedenzustellen; ein oft nicht einfaches Unterfangen.

Dies hat sich bis heute nicht geändert.

Auch als Frauenklinik mussten wir diesen Herausforderungen adäquat begegnen und Modelle für strukturelle Reformen entwickeln.

Daher haben wir den Leitungsgremien des Krankenhauses etliche Lösungsvorschläge, unter anderem auch zur Einrichtung einer Tagesklinik für ambulante Behandlungen unterbreitet. Dieser Vorschlag trifft allerdings bei den Herren der Verwaltung, des Vorstandes und Kuratoriums der Gesamtklinik auf wenig Gegenliebe.

Vielmehr erhalte ich einen Brief eines Herren aus der Führungsriege, der sich neben sehr „schmeichelhaften Äußerungen" über uns Ärzte zu *der „von mir gewünschten Einrichtung einer Tagesklinik"* dahingehend äußert, dass ich *„deren Finanzierung zu übernehmen hätte"*.

Eine unabhängige Betriebsprüfung zur Klärung der Sachlage wird trotz eindringlicher Forderung von den Verwaltungsorganen abgelehnt.

Da heute sicherlich ähnliche, wenn nicht sogar gravierendere Probleme zwischen institutionellen und ärztlichen Gesundheitsgremien in den Krankenhäusern bestehen, füge ich in Auszügen den Brief an, mit dem ich in Form eines offenen Antwortschreibens reagiert habe.

Mein Antwortschreiben:

„... Es müsste eigentlich der dringende Wunsch und das Anliegen von Ihnen bzw. der Leitung des Krankenhauses sein, dass eine Tagesklinik für ambulante Behandlungen eingerichtet wird.

Denn diese

- *ist innovativ,*
- *kostenersparend,*
- *zukunftsweisend und*
- *gewinnbringend.*

1. Ambulantes Operieren:

Seit geraumer Zeit wird in unserer Frauenklinik das ambulante Operieren vorgenommen. Davon profitiert allein das Krankenhaus.

2. Ambulante Chemotherapie:

Mit Mühe habe ich nach halbjähriger Diskussion und langen Verhandlungen mit dem Zulassungsausschuss die Ermächtigung zur Durchführung der ambulanten Chemotherapie erhalten. Die Einnahmen kommen ausschließlich dem Krankenhaus zugute.

Damit, dass jetzt die Chemotherapie ambulant statt bisher stationär erfolgt, gehen die Kosten des Arzneimittelbudgets für das gesamte Krankenhaus, die sonst extrem hoch wären, stark zurück.

3. Pränatale Diagnostik:

Die pränatale Diagnostik im Hause, durch die nachgewiesenermaßen die Geburtshilfe und damit das Krankenhaus Gewinn macht, wird ausschließlich durch meine Ermächtigung erbracht.

Am Rande sei erwähnt, dass in der Frauenklinik eine sehr hohe Zahl an pränatalen Diagnostiken und pränatalen Eingriffen vorgenommen wird. Sie liegen höher als in vielen Universitätskliniken mit einer ganzen Abteilung Pränataldiagnostik und einem großen Stab an Mitarbeitern. Ich habe bisher keine einzige zusätzliche Arztstelle von Ihnen erhalten.

Es ist somit nicht sachdienlich und absolut irrelevant, wenn Sie mir dann mitteilen, dass es „mein Wunsch sei, eine Tagesklinik einzurichten". Wenn ich als Kaufmann handeln würde, hätte ich weder einen Antrag für die Ermächtigung zur ambulanten Chemotherapie noch für eine pränatale Diagnostik gestellt.

Seit fast einem Jahr sind der leitende Oberarzt und ich bemüht, mit Ihnen ins Gespräch zu kommen, um den Plan für die Einrichtung einer zukunftsweisenden Konzeption zu besprechen und umzusetzen. Immer wieder werden wir aus fadenscheinigen Gründen abgewiesen.

Da nach Aussage des Verwaltungsdirektors die im Hause angestellten Handwerker wegen vieler Reparaturaufgaben die Umbaumaßnahmen nicht leisten könnten, sei es sinnvoll, eine Fremdfirma zu beauftragen. Dies alles haben wir bedacht. Ich habe einen Bauunternehmer eingeschaltet. Er ist zur Besichtigung von Süddeutschland angereist, hat vor Ort alles bewertet und nach ausführlichen Diskussionen angeboten, in 4 bis 6 Wochen eine Tagesklinik für die ambulanten Chemotherapien unter kostengünstigen Bedingungen zu errichten. Aber auch das wird abgelehnt. Auch wurden unseren

Angeboten zu Gesprächen mit dem ärztlichen Vorstand erhebliche Widerstände entgegengebracht.

Sofern Sie weiterhin zukunftsweisende Konzeptionen für das Krankenhaus ablehnen, versichere ich Ihnen, dass dann in der Zukunft die Voraussetzungen für eine wirtschaftliche Gesundung des Hauses noch ungünstiger sein werden.

Ich kann von meiner Seite nur noch einmal Gespräche zur notwendigen konzeptionellen Weiterentwicklung anbieten."

Nachdem mein Antwortschreiben publik wird, werden Konsequenzen gezogen. Nach langen kontroversen Diskussionen gelingt schließlich ein halbes Jahr später die Errichtung der inzwischen von fast allen als sinnvoll erachteten Tagesklinik, in der unter anderem die ambulanten Chemotherapien – im Übrigen mit Gewinn für das Haus – durchgeführt werden; allerdings sind die Kosten des Umbaus mit einem anderen Bauherrn wesentlich höher ausgefallen!

VI. Afrika

Nach meiner Pensionierung hatte ich Gelegenheit, einige Zeit gesundheitliche Einrichtungen in verschiedenen Ländern Afrikas zu besuchen und dort ärztliche Tätigkeiten auszuüben. Dabei habe ich mit besonderen Erlebnissen Erfahrungen in einer anderen Lebenswelt sammeln dürfen.

Desolates Gesundheitssystem – Einsamer Doktor in einsamer Klinik

Medizinische Einrichtungen in den wenig besiedelten Urwaldregionen Zentralafrikas, den Grenzgebieten zwischen Kamerun, Gabun, der Zentralafrikanischen Republik und der Republik Kongo, in denen Angehörige des Volksstamms der Bantus und auch die Bakas, die Pygmäen des Urwalds, leben, befinden sich – von wenigen Ausnahmen abgesehen – größtenteils in einem sehr schlechten Zustand. Es ergeben sich immer wieder Gelegenheiten, in diesem Regenwald – weit entfernt von jeglichem Fortschritt – vernachlässigte Orte entlang dieser geografischen Grenzen zu besuchen.

Die sogenannten Health Center bzw. kleinen Krankenstationen bestehen oft nur aus einer kleinen Hütte, in der sich ein Tisch, zwei Stühle auf lehmigem Boden und, wenn es hochkommt, noch ein – bis auf vielleicht ein paar Tabletten Paracetamol – meist leerer Medikamentenschrank befindet; damit endet das Inventar.

Sofern es größere Krankenstationen – wie wir sie uns vorstellen – gibt, sind sie nur selten anzutreffen. Sofern sie existieren, entstehen durch die Unbilden der dortigen Witterung an den wenig wetterfesten Gebäuden oft starke Schäden. Die Folgen sind, dass es durchregnet, und Reparaturen lassen häufig auf sich warten. Ein funktionsfähiger Betrieb ist somit kaum noch gegeben.

So kann es sein, dass sich in den sogenannten Ambulanzräumen statt Gesundheitspersonal anzutreffen, Ziegen oder Schweine wohlfühlen.

Oder das Hospital einer Bezirksstadt mitten im Zentrum der Holzindustrie umgeben von Urwaldriesen, verfällt in Lethargie. Eine trostlose Situation: kein Wasser, keine diagnostischen Hilfsmittel; die zwei wichtigen Mikroskope sind angeblich gestohlen worden; ob es evtl. die zwei Doctores selbst waren? Jedenfalls sind beide Ärzte des Krankenhauses abwesend; auch bei Emergency cases (*Notfällen*) seien sie – nach Aussagen der anwesenden Angestellten der Klinik – meistens nicht zugegen und nicht erreichbar. Das Vertrauen der Bevölkerung in eine ärztliche Versorgung sei nicht mehr gegeben; deshalb kämen die Kranken auch nicht hierher. Die einzelnen Behandlungshäuser stehen weit voneinander entfernt, eines „vergammelter“ als das andere. In einem sogenannten Konsultationsraum ist ein junger Mann mit der Reparatur seines Mopeds beschäftigt. Drei Patienten vegetieren in Betten auf erbärmlichen verrosteten Bettgestellen vor sich hin. Der Gestank ist kaum auszuhalten. Es spricht nichts dafür, dass hier auch nur annähernd ein Begriff wie Krankenhaus Verwendung findet!

Eine Krankenschwester, die uns den „ganzen Jammer“ zeigt, gibt mir auf meine Frage nach ihrem Verdienst zur Antwort: *„Ich habe seit 14 Monaten kein Gehalt mehr erhalten.“* Kurzum, hier passiert so gut wie gar nichts.

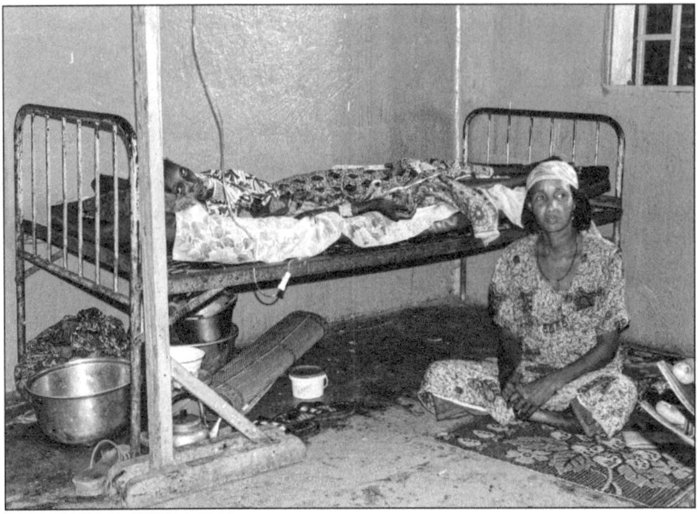

Eine Patientin in einem komplett verrosteten Bett mit zusammengezimmerten Holzbalken als Infusionsständer
(Mit freundlicher Genehmigung von H. Schlaiss)

So müssen PatientInnen sehr weite Wege auf sich nehmen, um wegen der in dieser Region am häufigsten vorkommenden Erkrankungen wie Hauterkrankungen, Malaria, Lungenerkrankungen und AIDS (*durch eine HIV-Infektion bedingte Erkrankung, die zur Zerstörung des Immunsystems führt*) behandelt zu werden.

Oder es ist im ganzen Krankenhaus nur ein Krankenpfleger anzutreffen, der eine einzige Patientin, ein kleines Mädchen, betreut, das schwere Verbrennungen zeigt. Der einzige Doktor sitzt frustriert in seinem etwa 100 Meter davon entfernten Wohnhaus allein mit einer Bierflasche vor dem Fernseher und gibt dem Pfleger Behandlungsanweisungen, ohne das Kind selbst jemals untersucht zu haben.

Nach den Recherchen zu urteilen, hat der Vater seine Tochter aus Ärger über sie in betrunkenem Zustand in der Wohnhütte in das offene Feuer geschubst. Das komme immer wieder vor, wie mir von den in die hiesigen Zustände Eingeweihten berichtet wird.

Das Kind hat Verbrennungen 2.-3.Grades am Rücken bis zum Gesäß herunter reichend. Der Mutter empfehlen wir, dass wir ihr Kind in das nächste größere Krankenhaus mitnehmen. Aber ohne Einverständnis ihres Mannes geht das nicht. Der betrunkene Vater als Oberhaupt der Familie lehnt ab. So bleibt nur, mit unserem Verbandsmaterial und Medikamenten, einschließlich Tetanusimpfung, die Notversorgung vorzunehmen.

Den Arzt treffen wir vor dem Fernseher an. Im Gespräch mit ihm gibt er an, seit sechs Monaten kein Gehalt mehr erhalten zu haben. Seine Familie wohne etwa 500 Kilometer entfernt von hier. Er habe sie seit fünf Monaten nicht mehr besuchen können.

Die Bakas, die Pygmäen des afrikanischen Urwalds

Die Begegnungen mit den Bewohnern im tiefen afrikanischen Busch sind beeindruckend. Hier leben verstreut in wenigen kleinen Dörfern – zwischenzeitlich aber auch noch als Nomaden – einsam und weit entfernt von jeglicher Zivilisation die Bakas, die Pygmäen des Urwalds, und Angehörige eines Bantustammes.

Unendlich viele Kinder – nackt oder in einfache Lappen gewickelt – tummeln sich vor und in ihren einfachen Hütten. Pro Woche kommen höchstens ein bis zwei Autos vorbei, die Holz oder andere Materialien aus den Waldcamps holen. Es ist wirklich das Ende der Welt.

Zunächst werden wir Bleichgesichter neugierig von den Kindern aus der Ferne beobachtet. Ich versuche, mit ihnen Kontakt aufzunehmen, indem ich sogenannte *ballons*, das heißt Luftballons, an die Kinder verteile. Erst nach einer Weile ist die Scheu vor uns Weißen soweit gewichen, dass sich die Kinder uns langsam nähern. Dann muss ich ihnen noch erklären, dass Luftballons nichts Gefährliches sind und wie man sie aufbläst. Kaum, dass die Kinder die Faszination der fliegenden *ballons* begriffen haben, wird der restliche Tag zu einem herrlichen Kinderfest gestaltet.

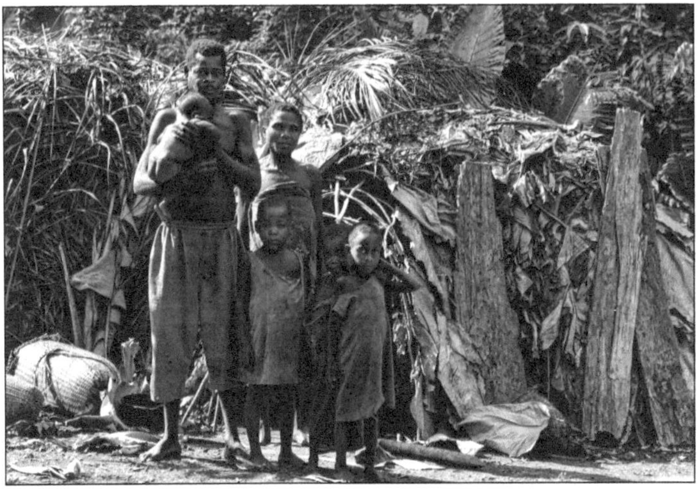

Baka (Pygmäen)-Familie vor ihrer Hütte
(Mit freundlicher Genehmigung von H. Schlaiss)

Außerdem verteilen wir noch Salz und die begehrte Seife an die Baka-Familien. Letztere wird mit besonderer Freude angenommen; ja, wir müssen sogar aufpassen, dass deswegen keine Schlägerei zwischen den einzelnen Familien entsteht. Vor Beginn der Fahrten haben wir uns allerdings immer mit reichlich Vorrat eingedeckt, sodass wir schließlich alle Familien zufriedenstellen können.

An einem zentralen Versammlungsort der Bakas in der Mitte dieses Urwaldgebietes werden wir von den Dorfältesten in einer Weise begrüßt, die zu Herzen geht. Sie klatschen und singen minutenlang. Wann kommt denn auch schon einmal ein Besuch hierher, und dann auch noch ein „Professor der Medizin" aus Deutschland.

Viele Bakas leiden an Krätze, einer für diese Region typischen Hautkrankheit, und ihre Fußsohlen sind oft von den Maden des Sandflohs regelrecht zerfressen. Der Dorflehrer versucht dem Problem mit einer alten abgebrochenen Rasierklinge Herr zu werden. Zum Glück habe ich andere Instrumente bzw. Medikamente dabei, um den Flöhen zu Leibe zu rücken.

Besonders betroffen macht mich, dass ich viele Kinder mit einem aufgeblähten Abdomen (*Bauch*) sehe, welches auf eine Malariaerkrankung mit Hepato- und Splenomegalie (*Vergrößerung der Leber und der Milz als typische Befunde bei schon länger bestehender Malaria*), auf andere Infektionskrankheiten, aber auch auf ernährungsbedingte Störungen wie Kwashiorkor, eine Form der Protein-Energie-Mangelernährung, hinweist.

Ein großes Problem – so die Kenner der Urwaldbewohner – sei die Alkoholsucht der Männer, aber auch vieler Frauen. *„Sobald die Bakas etwas Geld in Händen haben, wird es für Alkohol ausgegeben."*

Im Stillen muss ich denken:

„Wie haben wir es in Deutschland, die wir gerne über oft berechtigte Probleme in unserem Gesundheitssystem klagen, im Gegensatz zu diesen Regionen der Welt dagegen gut!"

Ein Krankenhaus ohne Patienten

Die Fahrten durch diese faszinierende Natur des Regen-/Urwaldes ist häufig sehr beschwerlich. Es bedarf eines genialen Fahrers, der in der Lage ist, das tropentaugliche Auto – *insbesondere* bei strömendem Regen – *auf den fast nicht mehr befahrbaren* Mud roads (*Schlammwegen*) an umgestürzten LKWs oder überladenen Buschtaxis vorbei zu manövrieren. Häufig bleiben sie trotz aller Versuche der Insassen, das Gefährt wieder flott zu kriegen, dann doch irgendwo in den tiefen Matschfurchen hängen.

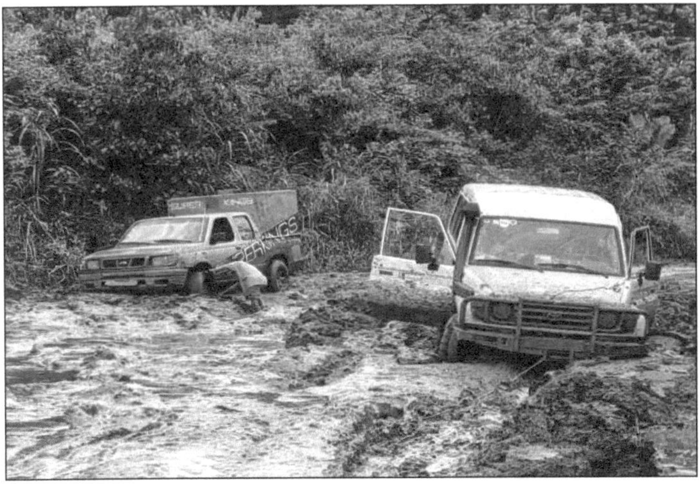

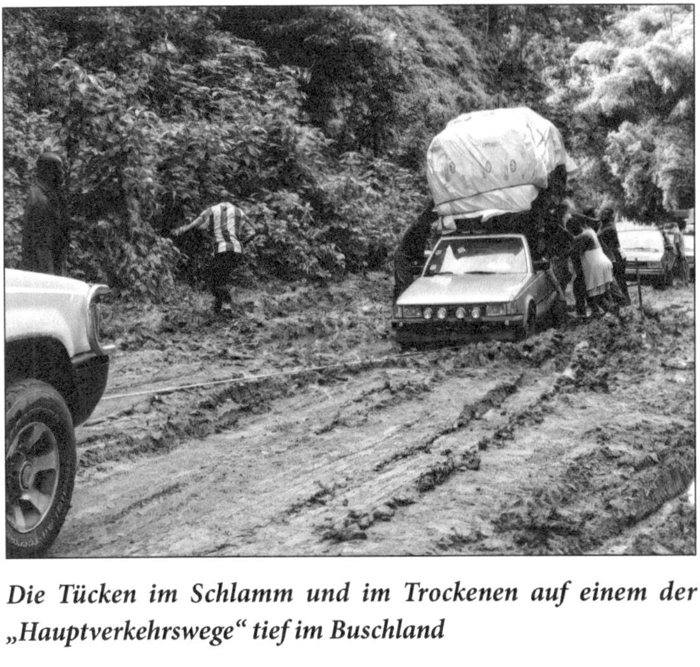

Die Tücken im Schlamm und im Trockenen auf einem der „Hauptverkehrswege“ tief im Buschland

Vor allem die ständig entgegenkommenden, mit Edelholz beladenen, tonnenschweren Trucks, die das wertvolle Gut zu den Häfen bringen, um für teures Geld ins Ausland verkauft zu werden, lassen die Urwaldwege zum reinsten Abenteuer werden.

Selbst hier entlang dieser abenteuerlichen Verkehrswege leben Menschen in primitiven Hütten mit sehr unterschiedlichen Erkrankungen, die ich in dieser Ausprägung vorher noch nie gesehen habe: Tropenkrankheiten, Folgen von Verletzungen oder Unfällen – oft ursächlich in Verbindung mit Alkohol, Krankheiten durch Mangel- oder Fehlernährung und Tumoren, zum Teil in weit fortgeschrittenem Stadium.

Hier wäre eine Anlaufstelle für die gesundheitliche Grundversorgung dringend vonnöten.

Umso trauriger stimmt mich, als wir im Busch im Länderdreieck Kamerun/Zentralafrikanische Republik/Republik Kongo – fast vom sonstigen Leben abgeschnitten – ein Hospital vorfinden, das Gegensätze zeigt, wie sie stärker nicht sein können: Vor einigen Jahren errichtete die Weltbank mit sehr viel Geld ein *äußerlich* recht schönes Krankenhaus. Aber wie sieht es *drinnen* aus? Das Inventar fehlt, kein Wasser, kein Strom, fast kein Equipment! Wie erklärt uns ein einheimischer Pastor so schön: *„Alles andere Geld für die Inneneinrichtung und das Inventar ist wohl an den Brücken bzw. auf dem Wege hierher in den Taschen der ‚korrupten Elite' verschwunden."*

Im außer einem Stuhl und Schreibtisch leeren Konsultationsraum begegnen wir dem einsamen Arzt. Bei unserer Ankunft hat er sich extra einen neuen weißen Kittel angezogen; aber außer ein paar Stempeln und einem Hörrohr auf seinem Schreibtisch gibt es sonst nicht viel zu besichtigen. Vor drei Tagen habe ihn der letzte Patient wegen starker Schmerzen aufgrund einer riesigen Leistenhernie aufgesucht; helfen konnte er ihm nicht. Lediglich hat er ihm wegen der Schmerzen (*wahrscheinlich handelte es sich um einen eingeklemmten Leistenbruch*) Paracetamol verordnet. Ein

Krankenhaus, das in der Lage sei, den jungen Mann zu operieren, sei zu weit entfernt.

Der Doktor im Krankenhaus ist glücklich, als ich ihm etwas medizinisches Verbrauchsmaterial für den Alltag als kleines Geschenk überreichen kann.

Bei diesem Anblick kommt mir immer wieder der Gedanke: Wenn es gelänge, dass nur ein Bruchteil des Geldes, das mit dem Urwaldholz erwirtschaftet wird, wieder in diese Regionen zurückfließen würde, wie viele soziale und medizinische Einrichtungen könnten damit geschaffen werden!

Die Suche nach einem Ultraschallgerät und das erste Ultraschallseminar in Afrika

Bei meinem ersten Besuch des afrikanischen Landes *Kamerun* versuche ich, zunächst eigene Erfahrungen in einer Reihe von gesundheitsrelevanten Einrichtungen zu sammeln.

Kamerun wird mit Recht als „Afrika en miniature" bezeichnet. Denn es vereinigt alle unterschiedlichen geografischen und klimatischen Regionen Afrikas: von der Sahelzone im Norden über das Grasland in der Mitte und den Bergregionen im Westen, den Regen- und Urwaldgebieten im Osten und den traumhaften Stränden am Atlantik im Süden. Kamerun ist etwa 1/4 größer als Deutschland, hat aber nur 25 Millionen Einwohner. Menschen sehr unterschiedlicher Religionen und Ethnien leben zusammen. Mehr als 200 ethnische Gruppierungen sprechen fast 30 verschiedene Sprachen und über 270 Dialekte. Es ist reich an riesigen Ressourcen von Holz und Bodenschätzen, einer vielfältigen Flora und Fauna und trotzdem ist Armut und Krankheit vielerorts gegenwärtig.

In einem der staatlichen Krankenhäuser im Westen des Landes lerne ich den leitenden Arzt und Direktor der Klinik kennen, der „nebenbei" ein hohes Amt in der führenden Partei des Staatspräsidenten Paul Biya bekleidet. Seit 1990 ist seine „Rassemblement démocratique du Peuple Camerounais“ (*englischer Name*: *Cameroon People's Democratic Movement*) ununterbrochen an der Macht. Oppositionsparteien haben kaum eine Chance.

Er lädt mich ein und zeigt mir die Einrichtungen des Krankenhauses. Dabei fällt mir sofort auf, dass ein vor einem halben Jahr installiertes hochmodernes Röntgengerät aus Deutschland in der Ecke eines nicht klimatisierten extrem feuchten Abstellraumes steht. Es wurde nach Aussagen des Chefs nur drei Monate benutzt. Wegen eines Defektes, den keiner reparieren konnte, ist es jetzt außer Gefecht. Da etliche Gebiete in der Nordwestregion Kameruns während der Regenzeit selbst mit Geländewagen kaum bzw. gar nicht erreichbar sind und Techniker nicht zur Verfügung stehen, rostet es jetzt vor sich hin.

Moderne Entwicklungshilfe: nur das neueste Gerät zählt, egal, ob die vor Ort bestehenden klimatischen und personellen Bedingungen gegeben sind oder nicht?

Während eines medizinischen Einsatzes in dieser Region ein Jahr später besuche ich erneut das Hospital und finde das nicht mehr benutzte Röntgengerät im gleichen Abstellraum wieder; inzwischen ist es schrottreif.

In den Gesprächen über andere diagnostische Möglichkeiten frage ich nach, ob die *Ultraschalltechnik* überhaupt Verwendung findet, da die Ultraschallgeräte mobil und witterungsunabhängig einsetzbar seien; vor allem aber bilde die Ultraschalluntersuchung einen wesentlichen Baustein in der medizinischen Diagnostik. Zu meinem Erstaunen gibt es in dieser Region von der Größe des Ruhrgebiets sowohl in den staatlichen wie in den nichtstaatlichen (meist konfessionellen) Healthcare Zentren (*Gesundheits-Zentren*) nur sehr selten funktionsfähige bzw. in Gebrauch befindliche Ultraschallgeräte.

Nach lebhaften Diskussionen schlage ich den Verantwortlichen der dortigen Gesundheitsinstitutionen vor, die Möglichkeit der Ultraschalltechnik zur Diagnostik intensiver zu nutzen. Denn sie ist allemal besser als nur Tabletten zur Linderung der Symptome zu verabreichen, ohne eine Diagnose zu kennen. Meistens gibt es sowieso lediglich Paracetamol-Tabletten! Warum sollte ich ihnen daher nicht die Chance der Ultraschalltechnik als Diagnostikmethode demonstrieren? Aber wo kurzfristig ein Ultraschallgerät auftreiben?

Anmerkung: Hier habe ich sehr früh gelernt, während der medizinischen Einsätze in Afrika stets ein eigenes Ultraschallgerät bei mir zu haben, welches ich wie meinen Augapfel hüte. Denn „Klauen" gehört zum Alltag!

Durch ein besonderes Zusammentreffen mit einem Europäer, der seit über zwanzig Jahren im Gesundheitssystem Kameruns zu Hause ist, gelingt es, zwei Ultraschallgeräte ausfindig zu machen, die – wie er vermutet – in viele Teile zerlegt in Kisten verpackt auf dem Gelände eines notdürftig ausstaffierten Dorfambulatoriums lagern. Sie seien Geschenke von Kirchen in den USA gewesen. Aber bisher habe sich niemand dafür interessiert, und deshalb seien sie nicht ausgepackt worden.

Sie können in mühseliger Arbeit zusammengebaut werden und funktionieren erfreulich gut. Das spricht sich in Windeseile herum. Etliche Dorfbewohner werden dann im Probelauf untersucht. Die Bildqualität ist recht gut. Besonders begeistert sind die Schwangeren, denn zum ersten Mal in ihrem Leben erhalten sie Fotos ihrer noch ungeborenen Kinder. Sie strahlen vor Freude und zeigen sie jedem, der vorbeikommt.

Inzwischen sind die Vorbereitungen soweit gediehen, dass ich mit dem Ultraschallseminar beginnen kann. Eines der beiden reaktivierten Geräte wird in das staatliche Hospital transportiert. Dorthin werden die Ärzte, die practical bzw. physician assistents (*in Englisch sprechenden Ländern ist der medizinische Assistent das Bindeglied zwischen Pflegepersonal und Ärzten*), die Schwestern und Pfleger der medizinischen Einrichtungen aus der ganzen Umgebung über die Clanführer und Bürgermeister zu dem *Einführungskurs in die Ultraschalltechnik und Anwendung der Ultraschalluntersuchung in der Medizin* eingeladen. Zur praktischen Durchführung des Seminars benötigen wir Patientinnen und Patienten. Inzwischen hat sich in der Bevölkerung herumgesprochen, dass ein Ultraschallseminar, insbesondere für Untersuchungen von Frauen, stattfindet: *Man erhält Fotos für zu Hause und die schwangeren Frauen können sogar ihre Babys sehen!* Der Andrang ist so groß, dass ich morgens um 6.00 Uhr mit den Untersuchungen beginnen und sie bis um Mitternacht fortsetzen muss, um den Ansturm einigermaßen zu bewältigen.

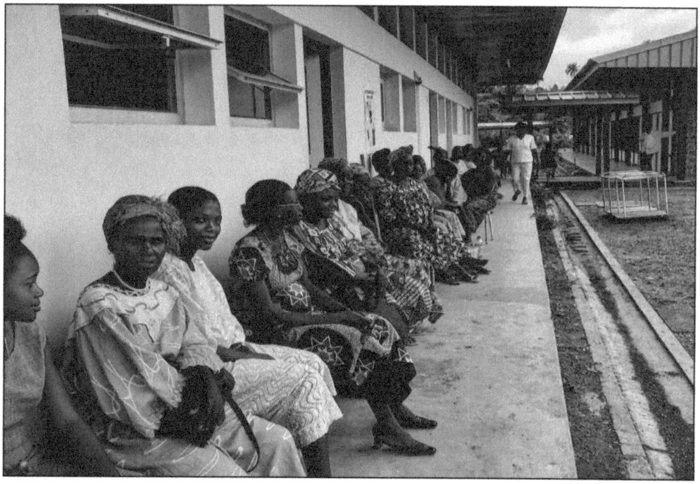

Schon früh morgens um 6.00 Uhr warten die Frauen vor der Ambulanz der Klinik, um „geschallt" zu werden.

Es ist kaum zu glauben, aber zum Teil kommen Patientinnen oder Patienten aus den Dörfern im Buschland ringsum bis zu 35 Kilometer Entfernung zur Klinik; meistens zu Fuß oder per Fahrrad, da sie entweder keinen PKW oder keine Fahrgelegenheit besitzen bzw. die Straßen für Autos nicht passierbar sind. Das heißt, sie müssen im Freien übernachten, wenn sie nicht mehr vor Mitternacht drankommen; aber dann in der Hoffnung, am nächsten

Morgen einer der ersten zu sein. Wenn ich frühmorgens in der Klinik erscheine, sitzen sie schon in Schlangen vor der Ambulanz und warten wirklich geduldig auf den Beginn der Untersuchung.

Mein Eindruck ist, dass die Menschen nach der Untersuchung (ihnen ist dabei wichtig, ein Foto in der Hand zu haben!), dankbar nach Hause zurückkehren oder einen Termin zur stationären Aufnahme in die Klinik (zum Beispiel zur Operation) erhalten haben. Letzteres, weil sich bei der Ultraschalluntersuchung etliche suspekte Befunde herausstellen, die einer operativen oder internistischen Abklärung bedürfen: darunter auffällige Leber- (*zum Beispiel Echinokokkencysten = Bandwurmcysten*) und Gallenerkrankungen (*zum Beispiel große Gallensteine*, solide Ovarial-(*Eierstocks-*) Tumoren oder auf ein Karzinom verdächtige Mamma (*Brust*)-Tumoren usw.).

Operationen unter erschwerten Bedingungen

Im Klinikalltag, insbesondere eines Busch-Krankenhauses, aber auch größerer staatlicher Hospitäler live dabei zu sein, voll integriert zu sein in das Erleben einer großen Variationsbreite tropischer Erkrankungen, in die Diagnostik – soweit überhaupt möglich –, die Symptomatik der Krankheitsbilder und die häufig sehr begrenzten Behandlungsmöglichkeiten vor Ort, macht dankbar und betroffen zugleich.

Oft gilt es dabei, nur den Mangel zu verwalten. Die Arbeitsbedingungen in den verschiedenen Gesundheitszentren sind sehr unterschiedlich und oft schwierig. Entweder fehlt der Strom oder steht nur für ein paar Stunden zur Verfügung bzw. es existiert keine Erdung. Oder die Wandstecker sind nicht mit den angeschlossenen Geräten kompatibel. Dann muss unser Geländewagen als Stromlieferant für die Aufladung der Akkus unserer technischen Geräte dienen.

Die Einrichtungen, egal ob in den Ambulanzräumen, in den Labors oder im Operationsbereich, sind von der Zeit, den wechselnden Witterungen und den nicht immer pfleglich mit dem Inventar umgehenden Benutzern gezeichnet. Eine Ärztin, die schon etliche Jahre ein Health-Center in Afrika leitet, sagte mir das Motto dazu: *„Das 19. Jahrhundert begegnet dem 21. Jahrhundert.“*

So finden zum Beispiel Operationen im Rahmen eines Operationsseminars, zu dem Ärzte, aber auch Schwestern und Krankenpfleger aus den umliegenden Krankenhäusern, zum Teil aber auch aus entfernten Orten, zu uns kommen, im Theatre (*tatsächlich ist es oft wie im Theater (!): Name für den chirurgischen Operationsbereich in Afrika*) eines Krankenhauses auf einem Operationstisch statt, der über 65 Jahre alt ist und schon viele Roststellen aufweist. Er lässt sich nur noch mit der Kraft stämmiger Pfleger und Ärzte in eine solche Position bringen, damit die Durchführung einer Operation überhaupt möglich wird. Ähnliche Operationstische erlebe ich auch in vielen anderen sprichwörtlichen Theatern Afrikas.

Trotz dieser oft schwierigen äußeren Bedingungen ist das Bestreben, den Seminarteilnehmern Operationstechniken zu zeigen, die sich im Fachgebiet der Gynäkologie und Geburtshilfe, insbesondere beim Kaiserschnitt, als sinnvoll erwiesen haben, aber auch in gleicher Weise für viele Eingriffe in der Bauchchirurgie gelten.

Die einheimischen Chirurgen sind irritiert über den kleinen Schnitt im Unterbauch direkt an der Schamhaargrenze im Gegensatz zu dem *hier üblichen Längsschnitt,* der oberhalb des Nabels beginnt und bis zur Schamhaargrenze fortgesetzt wird, ebenso über das stumpfe Eröffnen der Bauchdeckenschichten ohne Skalpell und das alles ohne wesentliche Blutung.

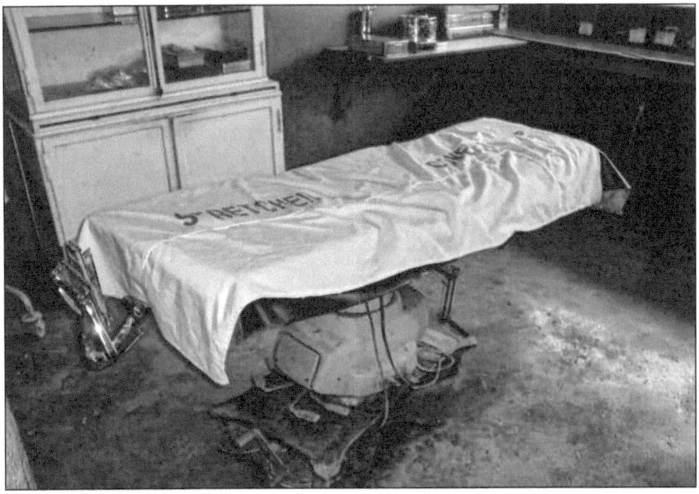

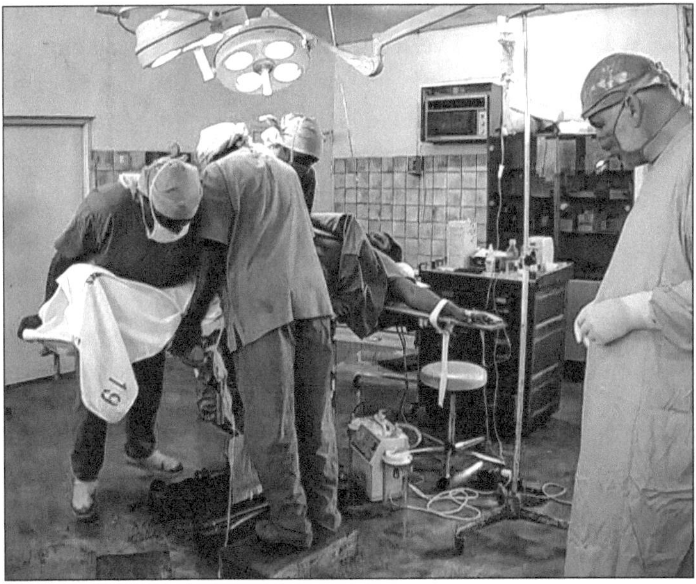

Über 65 Jahre alter Operationstisch, der nur noch mit Brachialgewalt bewegbar und soeben funktionsfähig ist.
(das untere Foto mit freundlicher Genehmigung von H. Schlaiss)

Neben der ungünstigeren Heilung und verstärkten Narbenbildung mit zum Teil ausgeprägter Keloidbildung (*überschießende Narbenbildung*) ist die Eröffnung der Bauchdecke durch einen Längsschnitt für die Durchführung einer Spinalanästhesie (*eine Leitungsnarkose bei Bewusstsein*) ungeeignet. Diese Anästhesieform wird aber gewöhnlich für die Operationen verwendet, da eine Vollnarkose unter den dort bestehenden Bedingungen risikoreicher ist; abgesehen davon ist sie auch teurer. Außerdem ist ein Längsschnitt – im Gegensatz zum Unterbauchquerschnitt – kosmetisch unbefriedigend.

Selbst mit manchmal über 50 Jahre altem Operationsbesteck gelingen größere operative Eingriffe, glücklicherweise ohne Komplikationen. Besonders wichtig ist, den Chirurgen die neueste Technik des Kaiserschnittes, der dort aufgrund von Mangel an GynäkologInnen von jedem Operateur vorgenommen wird, beizubringen. Sie staunen über die wenigen Nähte, zum Beispiel statt einem dreischichtigen Verschluss der Gebärmutterwand nur eine einschichtige Naht, die für die Schließung der Bauchdecke nötig ist, und über die intrakutane Naht (*nicht sichtbare Hautnaht*). *„Man sieht ja nichts“* – so ein Chefchirurg von einem großen Krankenhaus, der an einem Operations-Seminar teilnimmt.

Das erinnert mich an ein typisches Original aus dem „Ruhrpott“, eine Frau, die in „meiner“ Klinik in Deutschland behandelt worden war. Nach der Operation – ich betone ausdrücklich: es war eine medizinisch notwendige OP – sagte sie bei der Visite lachend: *„Ich hab´ eine Schönheitsoperation gehabt, die sonst nur feine Leute aus Hollywood erhalten“. „Ja, wieso denn das?“*, war meine Rückfrage. Die Antwort kommt prompt: *„Man sieht ja fast nichts!“* Sie meinte den „kleinen schicken Schnitt“.

Das entscheidende Argument aber, mit dem die Chirurgen davon überzeugt werden können, diese Techniken zu benutzen, ist, dass sie wegen des geringen Nahtverbrauchs viel Geld einsparen können. Denn das Nahtmaterial ist sehr teuer.

Die anderen Vorteile, wie weniger Komplikationen, bessere und schnellere Wundheilung und positiver kosmetischer Effekt, zählen für sie nur sekundär.

Heute würde ein Teil der operativen Eingriffe minimalinvasiv, das heißt endoskopisch (*Schlüssellochchirurgie*) erfolgen. Anhand der obigen Schilderungen wird verständlich, dass dazu damals die notwendigen strukturellen und technischen Voraussetzungen in den Krankenhäusern bzw. Gesundheitszentren fehlten. Inwieweit sich inzwischen das endoskopische Operieren auch dort durchgesetzt hat, entzieht sich meiner Kenntnis. Nach meinen Informationen fehlt es bis heute in vielen Krankenhäusern an den notwendigen räumlichen, apparativen, technischen und personellen Voraussetzungen.

Opfer eines Wildjägers

Überraschende Herausforderungen mit gravierenden Folgen gehören zum medizinischen Alltag in einem Buschkrankenhaus.

In einer Nacht wird ein Mann mit Schussverletzungen aufgenommen. Er wurde von einem Hunter (*Jäger*) beim Zubereiten seines im Busch gefangenen Fisches an einer Feuerstelle für ein wildes Tier gehalten.

Im Verhör des später festgenommenen Wildjägers sagt er aus, dass er *„von Ferne glühende Augen gesehen und in der Annahme eines wilden Tieres mit einer Schrotflinte darauf geschossen habe"*.

Das Röntgenbild zeigt viele Schrottkugeln in der Brust, im Bauch und im Armbereich des Opfers. Da sich die Ärzte nicht sicher sind, ob auch eine Verletzung des Darmes vorliegt, werde ich gleich frühmorgens gebeten, eine Ultraschalluntersuchung vorzunehmen. Neben verschiedenen Geschossen im Intercostalbereich (*Zwischenrippenbereich*) sehe ich in der Dünn- und

Dickdarmregion Projektile und Hinweiszeichen für eine Blutung im Bauchraum.

Da für mich klar ist, dass einige Darmperforationen („*Löcher*“ *in der Darmwand*) bestehen, rate ich zu einer sofortigen Operation. Die Internisten und der Anästhesist möchten aber noch warten, um eine Stabilisierung des Kreislaufs – wie sie sagen – zu erreichen und um Blut bereitzustellen, das akut nicht zur Verfügung steht. Ich versuche zu erklären, dass eine spätere Intervention bei noch schlechteren Kreislaufverhältnissen zu befürchten sein wird und sich sehr wahrscheinlich die Chance eines Überlebens verringern wird.

Es ist nicht einfach, diese Logik zu verstehen, aber ich muss mich damit abfinden (*„aischa!“– so viel wie: „Das ist Schicksal“; eines der am häufigsten benutzten Slang-Worte im englischsprachigen Raum Kameruns*). Hier herrschen andere Gesetze. Leben und Tod liegen sehr, sehr eng zusammen.

Erst nach 12 weiteren Stunden entschließen sich die einheimischen Ärzte zur Operation. Der Zustand des Mannes hat sich inzwischen deutlich verschlechtert. Leider bestätigt sich die Verdachtsdiagnose: als Blutungsquelle zeigt sich eine Milzverletzung, sodass die Milz exstirpiert (*entfernt*) werden muss. An der Dünndarmwand finden sich vier Perforationsstellen.

Der Mann überlebt die nächste Nacht nicht.

Er ist nicht versichert. Seine Angehörigen, selbst seine Frau, distanzieren sich von ihm. Dass er im Wald unter mysteriösen Umständen zu Tode gekommen ist, muss etwas mit bösen Geistern zu tun haben! So wird er irgendwo verscharrt, denn auf einem „ordentlichen“ Friedhof darf ein mit einem Fluch böser Geister Behafteter nicht beerdigt werden.

P.S. Die mittellosen Angehörigen werden verpflichtet, für die nächsten Monate den Rasen rund um das Hospital zu mähen und Gartenarbeit zu leisten, um so die entstandenen Krankenhauskosten „auszugleichen“.

Obwohl viele Kameruner (Afrikaner) in Kirchen, Synagogen oder Moscheen Mitglied sind, bleiben sie in Grenzsituationen ihres Lebens, wie bei schweren Erkrankungen, doch noch stark dem Glauben an die magischen Kräfte des Medizinmannes und/oder dem Glauben an Geister oder animistischen Kultriten verhaftet.

Mediziner versus Medizinmann

Diese tiefen Verhaltensmuster der Menschen bei Erkrankungen jeglicher Art wird mir während der Ultraschall- und Operationsseminare an sehr verschiedenen Orten in unterschiedlichen geografischen und klimatischen Regionen, und bei Menschen unterschiedlicher ethnischer Gruppen und Religionen immer wieder vor Augen geführt. Denn sicherlich tragen mehr als 50 % der Frauen und Männer Narben mit ausgeprägter Keloidbildung (*überschießende Narbenbildung*) an den Wangen, den Brüsten, den Bauchdecken oder an anderen Körperstellen. Sie können wunderschöne Menschen schrecklich entstellen.

Der Grund dafür ist, dass viele Afrikaner bei Krankheitssymptomen zunächst einen Medizinmann aufsuchen. Zu den Behandlungsmethoden der Naturheiler, wie sie auch genannt werden, gehören u. a. rituale Hauteinritzungen – damit die bösen Geister aus dem Körper entweichen! – häufig mit unreinen Instrumenten, die dann zu lokalen Infektionen führen und so eine überschießende wuchernde Hautnarbe hinterlassen. Abgesehen davon, dass in bestimmten Volksgruppen eine genetische Veranlagung zur Keloidbildung bestehen soll.

Auch finden meine Beobachtungen ihre Bestätigung, wenn ich mich am Abend in einer meist in der Nähe der Klinik bzw. des Health-Centers befindlichen Kneipe unter die Einheimischen mische und sie beim fast obligatorischen Bier zu erzählen beginnen. Bier ist wie Reis ein „Grundnahrungsmittel". Leider stellt daher die Alkoholsucht ein großes Problem dar. In oft angetrunkenem Zustand treten dann die im Animismus verwurzelten spirituellen Lebensformen aus ihrem Schattendasein.

Das Dorfleben im Busch, im Urwald oder in entlegenen Bergregionen erwacht erst zum Abend hin, wenn sich die Bewohner nach Rückkehr von ihren kleinen Parzellen, auf denen sie mühselig Gemüse oder Früchte anbauen, bei Bier oder anderen Getränken auf dem Dorfplatz zum Schwätzen einfinden. Zu den abendlichen Gesprächen treffen sich vorwiegend ältere Männer; mit 50 sind sie dort schon sehr alt! Frauen habe ich nie dabei erlebt! Meistens geht es um die Freuden und Sorgen des Alltags. Die „hohe" Politik bleibt hier außen vor.

Wenn ich mich dann zu ihnen geselle, ist die Neugier der Dorfbewohner groß: *„Woher kommst du?"; Warum bist du gerade bei uns?"; „Wer bezahlt dich?"; „Wie viele Kinder hast du?"* Ganz besonders interessiert sie, wie alt ich bin. Ich lasse sie dann raten. Natürlich könnte es mir schmeicheln, wenn sie mich etwa 25 (!) Jahre jünger schätzen als ich bin. Aber auf meine Frage, wonach sie das Alter eines Menschen bewerten, kommt dann prompt die Antwort: *„Du hast ja noch alle Zähne!"* Die meisten von ihnen haben – etwa ab dem 40. Lebensjahr – kaum noch oder keine Zähne mehr. Je weniger Zähne du hast, umso älter bist du halt: eine „einleuchtende" Logik!

Hat man als Außenstehender ihr Vertrauen erworben, erzählen sie von ihren Erlebnissen mit den einheimischen Ärzten und Medizinmännern. Kaum einer, der nicht schon im Krankheitsfall in der Familie primär den Naturheiler aufgesucht hat; zumal der Weg zum nächsten Arzt oft sehr weit sein kann; Medizinmänner gibt es hingegen in jedem kleinen Dorf!

Ein „heißes" Fortbildungsseminar

Bei Temperaturen von meist um 35 bis 40 Grad Celsius im Vortragssaal des *Hôpital Regional de Garoua,* in einem der großen staatlichen Krankenhäuser in Kamerun, eine ärztliche Fortbildung durchzuführen, ist für mich als Mitteleuropäer in der ungemein heißen Luft der Savannenregion im Norden des Landes recht gewöhnungsbedürftig.

Da mein Erscheinen im lokalen Fernsehen und Rundfunk angekündigt ist, kommen Ärzte aus der Stadt Garoua, mit etwa 300.000 Einwohnern die drittgrößte Stadt Kameruns, und aus der näheren und weiteren Umgebung, zum Teil aus einer Entfernung von mehr als 300 Kilometern zu den Veranstaltungen. Einige berichten, dass sie eine ein- bis zweitägige Anreise hinter sich haben.

Damit ist mir klar, dass ich echt gefordert bin und wirklich etwas bieten muss. Bevor ich allerdings mit dem Seminar beginne, statte ich zunächst einmal dem mächtigen *Lamido,* dem höchsten Führer der gesamten Region um Garoua, einen Besuch ab.

Lamido bedeutet: Er ist religiöses Oberhaupt, oberster Richter oder König und in großen Gebieten Kameruns das Stammesoberhaupt, mächtigster religiöser und politischer Führer und größter Grundeigentümer der Region.

Ohne seine Unterstützung bzw. Schirmherrschaft wären die medizinischen Einsätze sicherlich nicht möglich. Er hat veranlasst, dass das Seminar im Fernsehen und Rundfunk publik gemacht worden ist. Allerdings profitiert er auch selbst davon.

Allein schon deshalb lassen es sich die Lamidos – wo auch immer – nicht nehmen, die Fortbildungs-Seminare mit einer feierlichen Zeremonie zu eröffnen, weil damit fast obligat die Entrichtung eines Obolus an sie verbunden ist. So bessern sie sich ihr „Taschengeld" auf. Das nennt man „Fortbildung"!

Der riesige Palast des hiesigen Lamidos, der von etwa fünf bis sechs Meter hohen Mauern umgeben ist, besteht aus Lehm- und orientalisch anmutenden Steinbauten mit vielen Innenhöfen. Es müssen ja auch – wenn die Informationen stimmen – seine 48 Frauen mit den angeblich über 100 Kindern untergebracht werden. Aus etlichen Öffnungen der von seinen Frauen bewohnten Gemächern verfolgen blitzende Augen das Geschehen ringsum.

Vor dem Eingang zum Palast sitzen Bettler und warten. Sobald sich die Eingangstür öffnet, werfen sie sich auf den Boden und kriechen in untertäniger Pose auf das Eingangsportal zu, um ein Almosen zu ergattern.

Der Lamido ist ein stattlicher großer Herr und strahlt in seinem ausladenden mit den Insignien seiner Majestät versehenen Gewand Würde aus. Im Gespräch ist er zugewandt und erkundigt sich, was ich in der nächsten Zeit in den Gesundheitseinrichtungen zu tun gedenke.

Eine große Herausforderung für mich besteht darin: Wie übertrage ich europäische Medizin auf diese Gegebenheiten hoch im Norden Kameruns? Was für Möglichkeiten an Diagnostik und Therapie stehen hier im Vergleich zu unserer Luxusmedizin zur Verfügung?

Nach den Unterrichtsstunden in der Ultraschalltechnik können die Ärzte ihre theoretischen Kenntnisse in der Praxis am Patienten anwenden. Die Diagnostik der Bauchorgane steht im Vordergrund. Aber vor allem erweitert die Anwendung einer vaginalen Ultraschallsonde (*eine sonographische Untersuchung, indem ein Schallkopf in die Scheide eingeführt wird*) die diagnostischen Möglichkeiten zur besseren Erkennung von gynäkologischen Unterleibserkrankungen. Außerdem stehen hochauflösende Ultraschallsonden zur Beurteilung der weiblichen Brust und der Schilddrüse für die Trainingseinheiten zur Verfügung.

In den nächsten Tagen schallen wir etwa 100 Patentinnen bzw. Patienten pro Tag. Es sind zu etwa 95 % muslimische Frauen und Männer.

Neben den „Standardproblemen" mit den schon geschilderten Symptomen (*Stomach pains and upper and lower abdominal wall pains*), hinter denen sich oft Infertilität, Partnerprobleme (*Gewalt in der Ehe*), pelvic inflammatory diseases, (*entzündliche Erkrankungen im Beckenraum*) Sex- und soziale Probleme verstecken, stehen vor allem durch Hepatitis B-, Malaria-Infektionen und andere durch Parasiten(*Schmarotzer*)-befall bedingte schwere Leber- und Milzveränderungen im Vordergrund der Betrachtung. Darüber hinaus können den Seminarteilnehmern aber auch die sonographischen Bilder von Ovarialtumoren sehr unterschiedlicher Genese, Zervix-, Mamma- (*auffallend viele!*) und Ovarial-Karzinome, Lymphome (*bösartige Erkrankungen des lymphatischen Systems*), riesige Gallensteine sowie Schilddrüsenveränderungen (*zum Beispiel Knoten in der Schilddrüse*) demonstriert werden.

Die Ärzte erleben – meist zum ersten Mal –, wie effektiv und wichtig die Ultraschalldiagnostik in der Medizin sein kann.

Vielleicht dienen die Fortbildungen ja dazu, die Ärzte zu motivieren, mit der sinnvollen Ultraschalldiagnostik zu beginnen, da andere apparative Diagnostikmethoden nur in sehr geringem Umfang vorhanden sind.

Was für eine Überraschung

Während eines Ultraschallseminars kann es sehr bewegende und belastende, aber auch heitere Momente geben.

Mir wird eine angeblich 53-Jährige Patientin vorgestellt. Mit 15 Jahren wurde sie verheiratet. Sie hat elf (!) lebende Kinder; das Jüngste ist neun Jahre alt. Ihr ganzes Leben hat sie bis heute schwer arbeiten müssen.

Sie kommt mit der Frage, warum die Periode fünf Monate ausgeblieben ist.

Diese dürre Frau sieht so alt aus wie eine über 70-Jährige. Am ehesten befindet sie sich am Beginn der Wechseljahre? Umso mehr schaut sie irritiert und lacht nur, als ich sie dennoch frage, ob sie vielleicht schwanger sein könne. Was für eine dumme Frage von einem deutschen Professor! Allseitiges Gelächter der Seminarteilnehmer.

Aber dann sind alle gespannt, was wohl bei der Ultraschalluntersuchung heraus kommen wird. Ich mache einen vaginalen Ultraschall.

Eine erneute Schwangerschaft mit einem lustig zappelnden Kind ist intrauterin zu sehen: Ich zeige der Frau auf dem Monitor das sich lebhaft bewegende Kind. Dieses Gesicht der Frau werde ich nicht mehr vergessen: staunend, wie von einem anderen Stern, fassungslos, verwirrt und nicht begreifend, was sich da ereignet: *„Ein Professor aus Deutschland und ich bin schwanger und der zeigt mir das auch noch!“* Diese Reaktion, dieses Erlebnis der Ärzte mit dieser Patientin; das gibt es eben nur hier!

Einsamer Kampf einer Frauenärztin

Das schon oben erwähnte *Hôpital Regional de Garoua* war damals das einzige Krankenhaus in ganz Nordkamerun, welches eine gynäkologische Abteilung unterhielt.

Lediglich die Chefin der Abteilung ist Fachärztin für Frauenheilkunde für das gesamte Gebiet von der Größe etwa Nordrhein-Westfalens. Daher kommen nur die schwerkranken Frauen mit zum Teil weit fortgeschrittenen Karzinomen, vor allem viele Zervixkarzinome (*Krebserkrankung des Gebärmutterhalses*) sowie Schwangere mit gravierenden Schwangerschaftskomplikationen (*zum Beispiel schwere Eklampsien, Hellp-Syndrom, eine besondere Form einer „Schwangerschaftsvergiftung“ mit Leberbeteiligung, Infektionen in der Schwangerschaft, wie zum Beispiel AIDS*) von weither hierhin. Etwa 40 Frauen liegen in einem großen Behandlungssaal eng zusammen.

In einem kleinen Nebenraum befindet sich ein abenteuerliches Gebärbett, welches mich an mittelalterliche Gebärstühle erinnert. Die Behandlungsmöglichkeiten sind sehr begrenzt, da das dortige Gesundheitssystem chronisch unterversorgt ist. Es fehlen die notwendigen Medikamente wie Chemotherapeutika, Antibiotika usw. Dazu sind die hygienischen Verhältnisse katastrophal. Die sanitären Einrichtungen sind so desolat, dass bei uns das Krankenhaus wegen hochgradiger Gefährdung der Patienten sofort geschlossen würde. Von daher ist auch verständlich, dass nur dann Schwerstkranke bereit sind, sich in dieses Hospital bringen zu lassen, wenn woanders keine andere Möglichkeit einer Behandlung mehr übrigbleibt.

Wo sieht man als europäischer Arzt schon eine Patientin wie die folgende: Eine sehr ungepflegte 20 (!) Jahre alte Viertgravida (drei lebende Kinder) wird im siebten Schwangerschaftsmonat von weit her als Notfall gebracht, da der größte Teil der Gebärmutter vor die Vulva prolabiert (*nach außen vorgefallen*) ist. Dies verwundert nicht, wenn man erlebt, wie körperlich schwer die Frauen, auch während der ganzen Schwangerschaft, schuften müssen.

Im ersten Moment denke ich, als ich die Frau sehe, es sei der kindliche Kopf, der schon geboren ist. Mit einem uralten Hörrohr überzeuge ich mich dann davon, dass die Herztöne des Kindes vorhanden und normal sind. Was ist zu tun? Eine Reposition (*Rückverlagerung*) des Uterus gelingt. Aber ein Pessar, damit die Gebärmutter an ihrer eigentlichen Stelle bleibt, gibt es nicht. So muss eine andere Lösung gefunden werden.

Trotz aller Defizite versucht die sehr engagierte Gynäkologin alles, um wenigstens der einen oder anderen Frau zu helfen, ja sie zu retten.

Wir diskutieren über diagnostische und therapeutische Möglichkeiten in einer von Mangel geprägten Grenzsituation. Ein wenig hilft dabei die Sonographie als diagnostisches Instrument. Zu diesem Zweck versuchen wir, das seit Monaten kaputte einzige Ultraschallgerät in dem riesigen Krankenhaus zu reparieren. Es gelingt. Somit können wir in den nächsten Tagen jeweils abends noch die Notfälle, die ins General Hospital gekommen sind, u. a. mit Hilfe der Ultraschalltechnik untersuchen und der Ärztin ein individuelles Ultraschall-Training anbieten.

Ein besonderes Geschenk!

Am Ende meiner Berufstätigkeit habe ich ein „kleines oder großes Wunder" bei einer Frau erlebt, der ich 43 Jahre nach Beginn meiner ärztlichen Tätigkeit in einem „Busch-Krankenhaus" begegnen durfte.

In dieses sogenannte Health Center wird eine 21-Jährige IV.-Para (*drei lebende Kinder und jetzt die vierte Schwangerschaft*) gebracht. Sie hat auch noch im hochschwangeren Zustand auf ihrer kleinen Plantage gearbeitet, die sie mit ihrem Mann bewirtschaftet, um mit dem Ertrag notdürftig den Lebensunterhalt ihrer Familie zu sichern, als plötzlich akute Bauchschmerzen auftreten. Das Abdomen (*Bauch*) verhärtet sich und die Schmerzen nehmen zu. Um in die Klinik zu gelangen, muss sie – trotz ihrer akuten Beschwerden – zunächst etwa zehn Kilometer laufen, bis sie ein sogenanntes Buschtaxi erreicht, das sie zur Klinik bringt.

Im Health Center halte ich gerade zu der Zeit für das dort tätige medizinische Personal ein Ultraschallseminar. Die Frau befindet sich bereits im Schockzustand, als sie zu uns in den Untersuchungsraum gefahren wird. Die Ultraschalluntersuchung ergibt eine vollständige Ablösung der Plazenta (*Nachgeburt*) mit einer Gebärmutter voller Blut und einem schon toten Kind. Wir nennen das eine vorzeitige Plazentalösung: die Nachgeburt hat sich im Mutterleib von der inneren Gebärmutterwand abgelöst, sodass das Kind nicht mehr von der Mutter versorgt wird und stirbt.

Jetzt steht das Leben der Mutter auf dem Spiel.

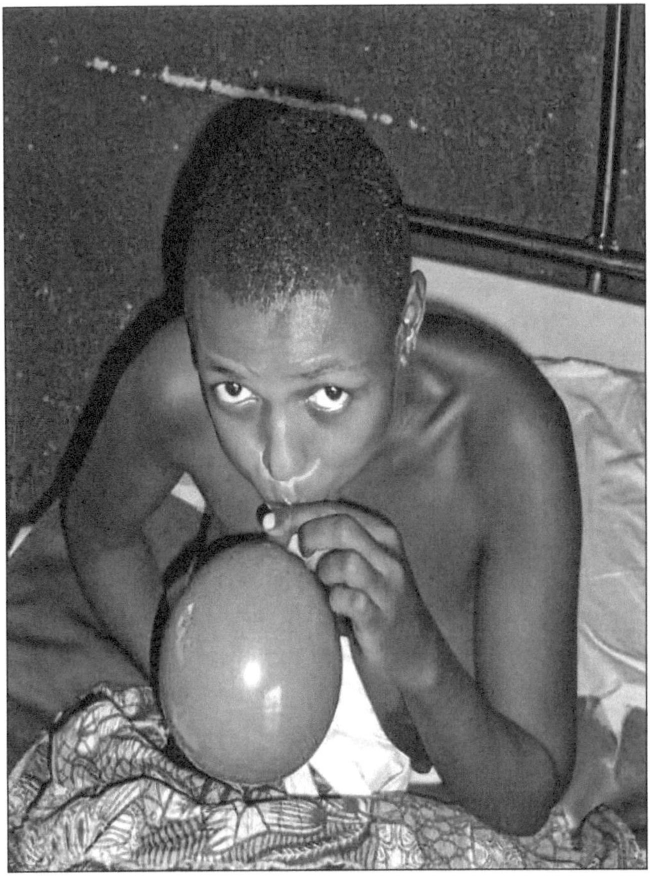

21-jährige IV-Para mit einer vorzeitigen Lösung der Plazenta; trotz der lebensbedrohlichen Situation (vier Liter Blutverlust und einer Lungenkomplikation) überlebt die Frau dank ihrer konsequenten Kooperation

Die einheimischen Ärzte raten, nicht zu operieren, denn bei so viel Blutverlust würde die Frau sowieso sterben; im Übrigen sei Blutersatz nicht vorhanden und den Eingriff würde sie sicherlich auch nicht überstehen. Afrikanische gegen europäische

Mentalität? Ich versuche zu argumentieren: *„Eine so junge Frau mit drei kleinen Kindern; die dürfen wir doch nicht sterben lassen. Wir müssen alles tun, um sie zu retten."*

Meine „europäische" Sichtweise überzeugt kaum; aber ich habe mich durchsetzen können und einen sofortigen Kaiserschnitt erbeten. Der einheimische Chirurg eröffnet das Abdomen und schöpft seelenruhig mit einer Küchenkelle das Blut aus dem Bauchraum; man ruft mich dazu, denn die Situation hat sich offensichtlich zugespitzt. So rasch wie möglich muss die Gebärmutter entleert, das heißt das tote Kind und die abgelöste Plazenta entfernt und die Operation beendet werden.

Denn der Zustand der Frau verschlechtert sich zusehends.

Und dann passiert das, was für Operateure und Anästhesisten ein Albtraum ist. Beim Ausleiten der Narkose aspiriert die Patientin große und kleine Mangostücke, das heißt sie gelangen in die Atemwege und beeinträchtigen die Sauerstoffversorgung. Die Folge: die Frau läuft tiefblau an. Offensichtlich sind Anteile der Mangofrucht bis in die tiefen Atemwege gelangt. Ich flüstere daraufhin dem sehr erfahrenen Narkosepfleger – Anästhesieärzte sind in diesen Regionen Afrikas selten anzutreffen – zu: *„Das bedeutet wohl doch das Ende."* War ich mit meiner Entscheidung zur Operation zu naiv gewesen, und habe ich sie der Situation im afrikanischen Busch entsprechend nicht angemessen getroffen?

Aber er erwidert ganz ruhig: *„African women are strong women"* (*Afrikanische Frauen sind starke Frauen*) und strahlt Zuversicht aus.

Was sollen wir aber tun? Wie können wir erreichen, dass die Bronchien (*Atemwege*) wieder frei werden? Eine Intubation (*Einführen eines Beatmungsschlauches in die Luftröhre*) und Beatmung mit Lavage (*Spülung der Atemwege*) – wie wir sie bei uns in Deutschland sofort vornehmen würden – ist unter den gegebenen Umständen nicht möglich; ein entsprechendes Equipment steht nicht zur Verfügung.

Dann erinnere ich mich: in meinem Koffer habe ich noch einen Luftballon, von denen ich immer möglichst viele als willkommenes Geschenk für die Kinder mitnehme.

Die Frau lassen wir mit aufrechtem Oberkörper im Bett sitzen und ständig – einschließlich der ganzen Nacht – den Luftballon aufblasen. Eine Krankenschwester bleibt stets bei ihr, um sie zu bewachen und zum ständigen Aufpusten des Luftballons zu ermutigen.

Alle zwei Stunden schauen der Anästhesiepfleger und ich nach ihr. Wir beide haben vereinbart, für ein Wunder zu beten.

Nach einigen kritischen Stunden erholt sie sich am nächsten Tag mehr und mehr.

Trotz der lebensbedrohlichen Situation, des Blutverlustes von etwa vier Litern und der Lungenkomplikation überlebt die Frau dank ihrer konsequenten Kooperation! Drei Tage später kann sie die Klinik verlassen.

Beim Abschied überreicht sie mir ein kleines Tütchen mit Erdnüssen: *„Die musst du mit nach Deutschland nehmen.“*

Im Stillen denke ich an das „Scherflein der armen Witwe“ in der Bibel (Markusevangelium Kapitel 12, Verse 41–44) und bin tief beschämt.

Ich habe wieder einmal eine Lehrstunde erhalten.

Gottesdienst mit den Ärmsten der Armen

Bewegend ist für mich der Besuch eines tief im Busch abgeschieden von dem öffentlichen Leben zwischen Buschgestrüpp und großen Buschbäumen gelegenen ehemaligen *Lepra- und jetzt Tuberkulose-Zentrums*. Diese Station durfte eine Schweizer Mission vor etwa 90 Jahren – nach heftiger Gegenwehr der Bevölkerung – nur deshalb errichten, weil der Sohn des dortigen

Clanführers an Lepra erkrankt war. Aufgrund der Autorität des Chiefs ließ sich damals der Bau verwirklichen.

Bis heute hausen dort noch sehr alte durch die Lepra entstellte Kranke, die sich humpelnd oder in Rollator ähnlichen selbstgebastelten Konstruktionen fortbewegen.

Inzwischen sind es eher an Tuberkulose Erkrankte, die in einem Raum – etwa 25 Personen – im Elend eng zusammenleben. Aber selbst mit Tuberkulose infizierte Mütter mit ihren Kindern finden sich darunter. Die Zustände dort sind zum Heulen. Lediglich ein uralter, komplett mit von Tageslicht durchfluteten Fenstern umhüllter OP-Saal – sozusagen unmittelbar im Buschland – schließt sich an. Die Wildnis hat ihn fast wieder in Beschlag genommen. Durch die Decke und die teilweise zerbrochenen Fenster wuchern Pflanzenschlingen und Äste. Sie nehmen einen Teil des ehemaligen Saales in Beschlag. Er ist seit Jahren nicht mehr in Betrieb, nachdem dort früher die ersten Missionsärzte bei den Leprakranken noch die Amputationen von Fingern, Händen, Armen und/oder Zehen bis hin zu Beinen vorgenommen haben. Auch findet sich in den Wandschränken das alte Instrumentarium, welches einem Museum von Besteck und Knocheninstrumenten gleicht, um nicht von einem Gruselkabinett zu sprechen.

Dort erlebe ich an einem Sonntag in dem unmittelbar dazugehörigen Kirchlein – eine Holzhütte mit Bänken darin – einen ergreifenden Gottesdienst. Der Glockenturm besteht aus einem kleinen Holzgerüst, in das das Rad eines LKWs (ohne Reifen) aufgehängt ist. Mit einem Hammer wird darauf geschlagen, um vernehmlich laut und mit hallendem Klang die kleine Lepra- und TBC-infizierte Gemeinde zu sammeln. Die Gesunden aus der Umgebung bleiben fern. Für den Gottesdienst machen sich die Angehörigen dieser kleinen Gemeinde schick, so wie wenn sie zum Brautaltar gehen. Mit inbrünstigem Gesang und Gebeten wird der Sonntag gefeiert: die Frauen in bunten Gewändern mit imposanten Hüten, fast wie die Damen im englischen Mekka des

Pferderennsports Ascot, und die Männer in schicken Anzügen. Für ein paar Stunden entfliehen sie damit dem traurigen Alltag.

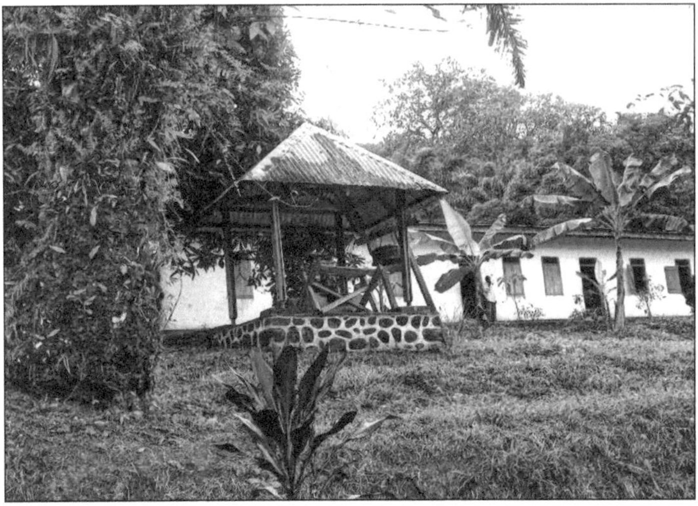

Der einsame „Glockenturm" im Leprazentrum mitten im Busch

Die Dankbarkeit, die strahlenden Gesichter und die echte Wärme, die sie vermitteln – sofern sie noch in diesem Leid und Elend ein klein wenig bewahrt geblieben ist – empfinde ich spürbar und berühren mich tief.

Im Krankenhaus des Sultans

Die alte Sultansstadt Foumban, die während der deutschen Kolonialzeit eine besondere Rolle in der Geschichte Kameruns gespielt hat, liegt eingebettet in einem wunderschönen hügeligen Landstrich in Nordwestkamerun. Teils von sanften, teils von schrofferen Bergformationen durchzogen strahlt sie eine bezaubernde Lieblichkeit und Sanftheit aus.

Zwischen dem Sultanspalast und der gegenüberliegenden Moschee sind auf dem riesigen Marktplatz Stände aufgebaut, an denen eine Vielfalt an Früchten, Gemüse, Kartoffeln, bunte Kleider, Stoffe und alles, was so das tägliche Leben bietet, feilgeboten werden. Ein grandioses farbenfrohes Treiben mit einem unbeschreiblichen Geschrei der Händler, die ihre Waren anbieten, und ein Sprachengewirr nehmen uns in Beschlag. Sehr bald sind wir umringt von Verkäufern, die uns natürlich einzigartig ihre „hochwertige" Ware (heute billiger!) anpreisen. Der *Sultanspalast* ist ein wuchtiger Bau mit vielen Anbauten und Häusern ringsum, in denen die Ministerien und die Suiten der Ehefrauen des Sultans mit ihren Kindern untergebracht sind.

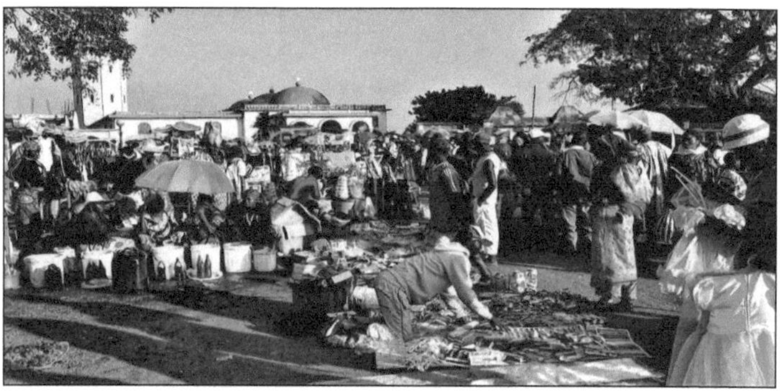

Der farbenfrohe Marktplatz vor der Moschee in Foumban

Vor dem Palast steht eine große Bronzeskulptur, die den Sultan hoch zu Ross in herrschaftlicher Pose zeigt. Seitlich wird der Hofpalast durch Mauern begrenzt, an deren Wänden die Geschichte des Sultanats mit den Bildern des bisherigen Sultans und der Gouverneure (bis 1918 waren es deutsche, dann französische Gouverneure) dargestellt ist. Im vorderen Teil des Palastes ist ein Museum eingerichtet. Die Führung durch die Sammlung hat die jetzige Queen, unter den acht Frauen die derzeitige (jüngste) Lieblingsfrau des Sultans, höchstpersönlich für uns arrangiert. Sie ist eine hoch gewachsene, sehr aparte Erscheinung, 35 Jahre alt und hat drei Kinder von ihm. Mit ihr habe ich in den nächsten Tagen zu tun.

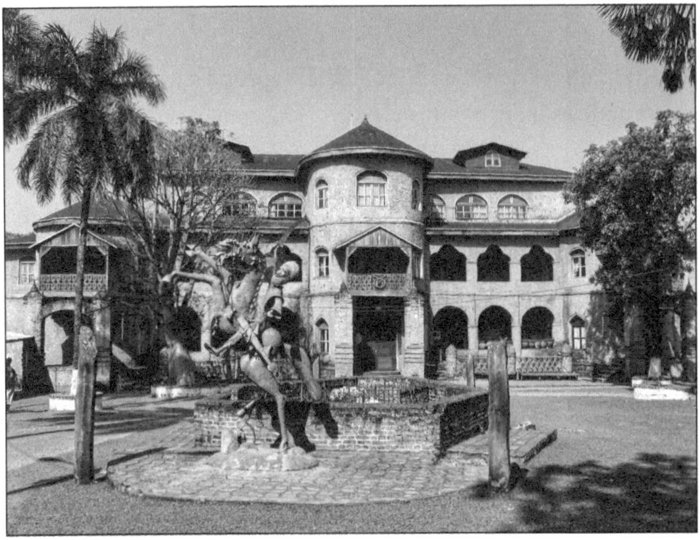

Der Sultanspalast in Foumban
(Mit freundlicher Genehmigung H. Schlaiss)

Hier tauche ich ein in die interessante und bewegte Geschichte dieses Stammes mit ihrer starken Bindung an Traditionen. Vor dem ersten Weltkrieg pflegte das deutsche Kaiserreich enge Beziehungen zu dem damaligen König der *Bamoum*, der zu der Zeit wohl bekanntesten Volksgruppe in Kamerun.

Die Anfänge ihrer Geschichte reichen in das 17. Jahrhundert zurück.

Die Bamouns unterwarfen in vielen kriegerischen Auseinandersetzungen die von Nordosten eindringenden Fulbe und 48 Stämme in der Umgebung Foumbans. Es entstand eine zentrale Position des Königs und eine hierarchische Verwaltung. Die Elite setzte sich aus zwei Gruppen zusammen: auf der einen Seite die Prinzen, die männlichen Nachkommen des Königs, auf der anderen Seite die treuen Diener: dazu zählten auch alle Zwillinge des Reiches, die männlichen als Diener des Königs, die weiblichen als seine Gemahlinnen.

Wie gut, dass es damals noch keine Reproduktionsmedizin gab, sonst hätte sich der König gewiss vor Ehefrauen nicht mehr retten können!

Berühmt geworden ist der 17. König der Bamoun-Dynastie, *König Ibrahim Njoya,* der zwischen 1894 und 1924 regierte. Er wurde zu einer der einflussreichsten und bedeutendsten Persönlichkeiten in der Geschichte dieses Landes. Unter ihm boomte die Wirtschaft. Die Kultur nahm einen enormen Aufschwung. Inspiriert von den Deutschen und deren Bauweise ließ er sich einen schlossähnlichen Palast errichten. Er entwickelte eine eigene Schrift, die *Bamoun-Schrift* und gründete eigene Schulen. Noch heute wird die Bamoun-Schrift gelehrt.

König Njoya glaubte an die friedliche Koexistenz mit der deutschen Kolonialmacht und an eine mögliche Vereinigung afrikanischer Kultur mit europäischen Sitten, was sich als Fehleinschätzung erwies.

Die Bamoun zeigen aber noch heute mit ihren prunkvollen Festen und den verschiedenen Riten, ihrem Reichtum an mündlichen und schriftlichen Überlieferungen, Dokumenten und Schätzen, dass sie eine der einflussreichsten Volksgruppen in Kamerun sind, die auch gegenwärtig eine aktive Rolle in der Politik, Kultur und Wirtschaft des Landes spielen.

An hohen islamischen Feiertagen zieht auch heute noch der Sultan mit seinem gesamten Gefolge in farbenfrohen Gewändern über den Marktplatz in die Moschee, eskortiert von Bläsern, die auf uralten Instrumenten mehr Krach als Musik inszenieren.

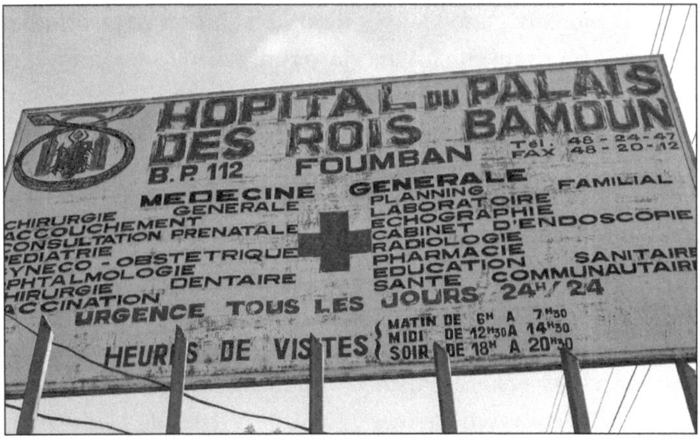

Eingangstafel zum königlichen Hospital
(Mit freundlicher Genehmigung H. Schlaiss)

Das königliche Hospital liegt etwa 100 Meter entfernt vom Sultanspalast. Meine Erwartung, entsprechend der Würde des Sultanates ein einigermaßen funktionsfähiges „*Royal-Hospital*“ vorzufinden, wird enttäuscht. Im Gegenteil: mit düsteren Räumen und veralteten Einrichtungen ist es wahrlich renovierungsbedürftig; so, als ob sich seit der deutschen Kolonialzeit bis heute nichts verändert hat. Der sogenannte Operationsbereich besteht aus einem kleinen Raum mit unebenem Boden. Der Operationstisch dürfte einige Jahrzehnte alt sein. Ein Teil der Fenster im OP sind zerbrochen, sodass die heiße Außenluft hereinströmt, das heißt ein klimatisierter OP-Raum ist ein Fremdwort. Die Queen ist selbst ausgebildete Krankenschwester und neben einem Sohn des Sultans, der als Prinz und Arzt eigentlich die Verantwortung für die Klinik hat, mitverantwortlich für das Krankenhaus. Der Prinz befindet sich – entgegen der Ankündigung – derzeit im Ausland. Die Queen trägt – wie es wohl ihre Stellung erfordert – wunderschöne Gewänder, die mehrmals am Tag gewechselt werden, und hat stets ein Handy neuesten Datums bei sich, mit dem ein reges Telefonieren erfolgt. Aber die schrecklichen verwahrlosten Zustände im Krankenhaus um sie herum scheint sie nicht wahrnehmen zu wollen oder es besteht kein Interesse daran, sie zu ändern. Vielleicht fehlt aber auch das Geld?

In Foumban begegne ich einem deutschen Arzt, der als Chirurg – ebenso wie ich – im königlichen Hospital operieren soll.

Wir beide beschließen, die Konsultationen und Operationen gemeinsam vorzunehmen.

Zunächst versuchen wir, detaillierte Anamnesen (*Vorgeschichte des gesundheitlichen Befindens eines Patienten*) zu erheben. So etwas scheint hier unüblich zu sein. Ein Ultraschallgerät existiert nicht, sodass wir unser mitgebrachtes Gerät – nach Überprüfung der elektrischen Sicherheitskriterien – in Startposition bringen. Die meisten Frauen sind voroperiert und weisen riesige Längsschnittnarben auf.

Leider kommt es immer wieder vor, dass ohne eine echte Indikation operiert wird. So ist es nicht selten bei Frauen mit einer Ovarialcyste (*bläschenförmiger Hohlraum am Eierstock*) der Fall. Sie werden leider zu einer Operation gedrängt, auch wenn es nur eine Cystenbildung aufgrund einer hormonellen Störung ist. Eine Operation ist dann eigentlich kontraindiziert. Im Übrigen unterbleibt in der Regel die nachträgliche Rechtfertigung durch eine histologische (*mikroskopische*) Sicherung – pathologische Institute gibt es kaum –, sodass eine Überprüfung gar nicht möglich ist. Vor allem kann eine nicht notwendige Operation später aufgrund von postoperativen Verwachsungen oder von Spätkomplikationen bei jungen Frauen die Ursache für eine nachfolgende Sterilität sein.

Bei einer Ehesterilität (*Unfruchtbarkeit beim Mann oder der Frau*) ist sowieso die Frau „schuld". Eine Untersuchung des Ehemannes, zum Beispiel ein Spermiogramm (*Untersuchung des männlichen Samens*) unterbleibt, und nur selten erfolgt der Ausschluss einer häufig als Ursache in Betracht kommenden

Genitalinfektion (*Entzündung der Geschlechtsteile*) bei den Paaren – meistens eine Chlamydieninfektion (*eine bakterielle Infektion, die zu den häufigsten Geschlechtskrankheiten gehört*). Dabei kann gerade diese mit einfachen Mitteln selbst hier diagnostiziert und behandelt werden.

Wir müssen uns bei den Operationsplanungen auf erhebliche Verwachsungen einstellen. Bevor wir die Indikation zur Operation stellen, bestehe ich darauf, die Patientinnen untersuchen zu dürfen. Dazu ist allerdings die Einwilligung des Mannes erforderlich. Damit betraue ich die Queen, die sich in dieser Situation bewährt. Wer selbst als Mann wird in dieser Sache einer Queen widersprechen?

Abwechselnd verbringe ich die Stunden entweder bei Konsultationen, einschließlich der Ultraschalluntersuchungen oder am Operationstisch.

Wie vermutet müssen bei der ersten Operation erhebliche Verwachsungen gelöst werden, bevor ein über fußballgroßes Uterusmyom (*Muskelgeschwulst in der Gebärmutter*) und noch etliche andere Myome entfernt werden können.

Die 35-jährige Frau hat seit langen Jahren Kinderwunsch. Eine Gebärmutterentfernung, die eigentlich indiziert wäre, wird von ihr, aber insbesondere von ihrem Mann, strikt abgelehnt. Nach etlichen Vorgesprächen (*auf kamerunisch*: „langes Palaver"), in denen die Queen ein wichtiges Wörtchen mitzureden hat, willige ich unter Vorbehalt (*mit Unterschrift des Ehemannes, da die Frau dazu nicht berechtigt ist*) ein, einen Uterus erhaltenden Eingriff zu wagen. Allerdings erleichtert mir das zur Verfügung stehende Operationsbesteck nicht gerade meine Arbeit. Denn das Instrumentarium ist abenteuerlich: eine Schere, die wie ein Lämmerschwanz wackelt und so gut wie nicht schneidet, scharfe gebogene Klemmen, die vorne nicht mehr greifen und Nadelhalter, die den Namen nicht verdienen. Und dann streikt noch die Operationslampe. Schließlich teilt uns der Anästhesist mit, dass wir uns beeilen sollten, denn er hätte nicht mehr genug Narkosemittel.

Das Wasser läuft mir bei etwa 40 Grad Celsius im Operationsraum nur so am Körper herunter; ich bin bis auf die Haut klatschnass. Der Pfleger kommt mit Abwischen gar nicht mehr nach, sodass ich schon als lebendige NaCl- Infusion (*Kochsalzinfusion*) diene. Natürlich tropft es auch in die Bauchhöhle der Patientin, sozusagen als ungewollte Lavage!

Es ist trotzdem dankenswerterweise alles gut gegangen.

Eine Genugtuung ist, als ich ein Jahr später erfahre, dass die Frau schwanger geworden ist.

Während meines Einsatzes im Royal Hospital – ich komme gerade nassgeschwitzt aus dem OP – steht plötzlich eine Frau mit ihrem Kind auf dem Arm vor mir – wohl nur *Bamoun* sprechend – und streckt mir schweigend ihr Kind entgegen, um mir zu bedeuten, dass ich doch bitte ihr Kind ansehen möge.

Mir fällt zunächst auf, dass die Mundöffnung des Kindes nur noch etwa Stecknadelkopfgroß ist. Die Mutter träufelt aus einer Milchflasche mit Schnuller, in den sie ein kleines Loch gebohrt hat, Tropfen für Tropfen in den noch verbliebenen winzigen Mundschlitz. Ihr Kind ist sechs Monate alt. Beim näheren Hinsehen fällt mir auf, dass der ganze Hals, der Unterkiefer bis zum Mund ein riesiges Narbengebiet ist, als Folge einer Verbrennung mit schrecklicher Vernarbung und Einengung der Lippen und des Mundes. Ich bitte daraufhin meinen deutschen Kollegen, sich das Kind auch anzusehen. Wir sind uns einig, dass nur ein plastischer Chirurg in der Lage sein wird, so etwas zu korrigieren. Da wir eine Intervention für dringend notwendig erachten, versuchen wir zu erkunden, ob zurzeit zufällig ein Team plastischer Chirurgen in Kamerun tätig ist. Leider ist dies nicht der Fall. Somit müssen wir eine andere Lösung für das Kind finden.

Das Kind wird bald danach mit seiner Mutter nach Deutschland geholt und hier operiert.

Um zu verstehen, warum es zu dieser Ausnahmesituation gekommen ist, soll kurz auf die Vorgeschichte eingegangen werden:

Drei Wochen nach der Geburt des Kindes und seines Zwillingsbruders sah die Mutter, nachdem sie kurz zuvor die Küche verlassen hatte und zurückkam, dass die Zwillinge „verbrannt" waren.

Es wird uns berichtet, dass den beiden Kindern eine ätzende Flüssigkeit eingeflößt worden sei. Vermutlich wurde diese Tat wegen einer innerfamiliären Konkurrenzsituation begangen. Denn im Clan der Bamoun geborene Zwillinge werden nach alter Tradition (siehe oben) gleich nach der Geburt in den Adelsstand erhoben.

Der Zwillingsbruder starb schon kurz nach dem schrecklichen Ereignis. Dieses Kind hingegen hat offensichtlich die ätzende Flüssigkeit nicht komplett geschluckt, sondern sie ist ihm vermutlich über Mund, Lippen, Kinn, Hals und Nacken bis zum Hinterkopf gelaufen. Nur deshalb hat er überlebt. Aber als Folge dessen ist es zu diesen Vernarbungen, vor allem zu der zunehmenden Verengung der Mundöffnung gekommen.

Ein beeindruckendes Projekt

Im Süden Tansanias – nahe der Grenze zu Mozambique – leben in einem sehr dünn besiedelten Gebiet von der Größe NRWs etwa 300.000 Menschen. Sie gehören vorwiegend dem Volksstamm der Wayao oder Yao an. Sie sind eine ethnische Gruppe, die früher zwischen den Nachbarvölkern Tansania, Malawi sowie Mosambik einerseits und den arabischen Ländern andererseits Handel betrieben hat. Heute leben sie – oft noch weitgehend unabhängig – in Dörfern von etwa 100 bis 300 Personen mit einem traditionellen Dorfoberhaupt und betreiben vorwiegend Ackerbau. Der Stamm der Wayao ist neben der Zugehörigkeit zu einer animistischen Primärreligion seit Einführung des

Islam durch die Araber im frühen 19. Jahrhundert überwiegend muslimisch.

Hier hat das 1977 gegründete christliche Hilfswerk *wortundtat e.V.* der Familie Dr. H.-H. Deichmann, dem Begründer des größten Schuhunternehmens in Europa, ein Bildungs- und Versorgungsprojekt in der weit abgelegenen savannenartigen Tunduru-Region initiiert. Neben einem Agrar- und Wasserversorsorgungs-Projekt besteht für die jungen Menschen dieser sehr weitläufigen bildungsarmen Region eine Ausbildungsstätte für verschiedene Handwerksberufe. Außerdem wurde ein Krankenhaus mit angeschlossener Krankenpflegeschule, eine Landwirtschaftsschule, Computerschulungsräume und eine Photovoltaikanlage zur autarken Stromversorgung errichtet. Die meisten Schülerinnen und Schüler leben im Internat vor Ort und können dort in der Primar- oder Sekundarschule eine Schulausbildung mit Abiturabschluss erhalten. Oder sie erlernen ein Handwerk bzw. lassen sich zu(r)m KrankenpflegerIn ausbilden.

Das 100 Betten führende Krankenhaus, das aufgrund des Angebots für afrikanische Verhältnisse einem relativ modernen medizinischen Standard entspricht, spielt in der gesundheitlichen Versorgung von etwa 50.000 Menschen eine bedeutende Rolle.

Angereist bin ich mit Gutachtern einer Stiftung, die das Deichmannprojekt finanziell unterstützen. Sie sollen die Fortentwicklung, insbesondere die Fortschritte des Sekundarschulprojektes beurteilen. Im Laufe der nächsten Tage habe ich noch häufiger die Gelegenheit, mich mit ihnen über Gott und die Welt auszutauschen.

Hier darf ich für Ärzte, Pfleger und Schwestern aus Gesundheitseinrichtungen der südlichen Region Tansanias ein Ultraschallseminar ausrichten.

Anhand der aktuellen Verdachtsdiagnosen vorgestellter Krankengeschichten aus der Inneren Medizin, der Chirurgie und Frauenheilkunde werden die Inhalte des Seminars bestimmt. In den letzten zwei Seminarstunden jeden Tages dürfen sich die

Teilnehmer die Themen wünschen, zu denen ich ihnen dann entsprechende Ultraschallbilder demonstriere. Der Tag endet meistens mit heißen Diskussionen über das weitere medizinische Vorgehen bei einigen zuvor untersuchten Patienten.

Dabei sind afrikanisches und europäisches Denken und Handeln nicht immer kongruent, wie ich es in Afrika im Laufe der Zeit immer wieder erfahren habe und was auch nachfolgendes Beispiel verdeutlicht:

Bei einer jungen Frau mit starken Unterleibsschmerzen in der Frühschwangerschaft (besonders bei Berührung des Beckenperitoneums (Bauchfell des Beckenraumes)) lässt sich nach zweimaligem positiven Schwangerschaftstest intrauterin (in der Gebärmutter) keine Gravidität, jedoch am linken Eileiterende ein ausgeprägtes organisiertes Hämatom (Blutansammlung) nachweisen.

Für mich besteht kein Zweifel, dass es sich um eine ektope Gravidität (*Eileiterschwangerschaft*) handelt. Ich empfehle dem behandelnden Krankenhausarzt dringend eine operative Abklärung und Sanierung. Dieser jedoch möchte keine Operation vornehmen in dem Glauben, dass dann die Frau später erst recht nicht mehr schwanger werden könne: eine für mich nicht nachvollziehbare Argumentation; im Gegenteil. Am nächsten Tag werde ich dann gebeten, ausführlich über die „ectopic pregnancy (*Eileiterschwangerschaft*)" zu referieren. Während des Vortrags werde ich plötzlich unterbrochen, da die Patientin vom Vortag kollabiert ist und sofort operiert werden muss. Mit diesem klinischen Alltagsbeispiel kann ich danach jedem Seminarteilnehmer sehr gut vor Augen führen, wie wichtig die Ultraschalltechnik für die Diagnosestellung ist.

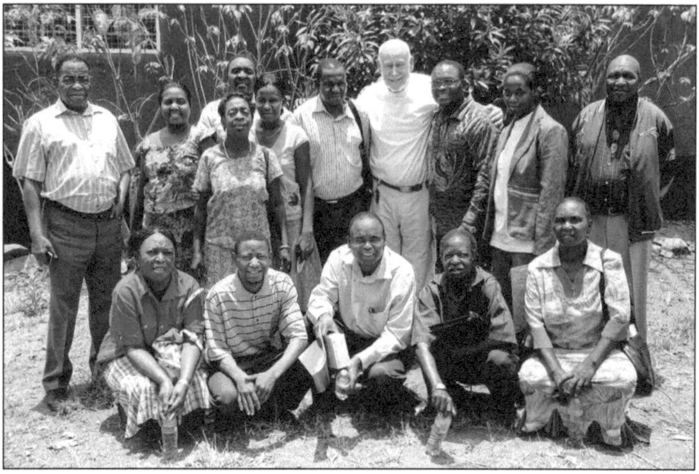

TeinehmerInnen am Ultraschallseminar

Es stellt sich heraus, dass unter den Seminarteilnehmern ein Röntgenologe anwesend ist, der in einem größeren Krankenhaus in einer 80 Kilometer entfernten Stadt selbst Ultraschalluntersuchungen durchführt. So kann danach unter seiner Anleitung jede(r) Anwesende seine praktischen Fähigkeiten am Ultraschallgerät testen und trainieren. Ich bin glücklich darüber. Denn offensichtlich haben alle sehr viel mehr davon, da sie in ihrer Heimatsprache Suaheli (oder Kisuaheli), die am weitesten verbreitete Sprache im Osten Afrikas, viel besser kommunizieren können als im Englischen. Sie haben offensichtlich über Kommentare und Späße viel zu lachen, die ich wegen meiner Unkenntnisse in Kisuaheli leider nicht mitbekomme. Ich freue mich aber, dass eine herrliche Stimmung unter allen Partizipienten besteht und ich daher nur im Hintergrund als eine Art Supervisor agieren darf.

In meinem Schlussstatement empfehle ich, den Kontakt untereinander zu halten und sich regelmäßig zu Ultraschallfortbildungen einschließlich von Trainingseinheiten zu treffen.

Es würde mich glücklich machen, wenn es mehr als eine Illusion wäre.

„Richtige“ Entwicklungshilfe?

Während meiner ärztlichen Einsätze in Afrika steht bei allen Begegnungen und Erlebnissen stets die Frage im Raum: *„Wie sieht eigentlich* ***richtige*** *Entwicklungshilfe aus?*

Sehr oft wird an Abenden – zum Beispiel nach Ende eines Seminartages – lebhaft über die Frage der „richtigen“ Entwicklungshilfe diskutiert. So auch mit den Gutachtern in Tansania. Entwicklungshilfe in Verbindung mit einer derartigen Spiritualität, wie sie Dr. Deichmann mit seinem Projekt betreibt, wird von ihnen strikt abgelehnt. Ich teile ihre Ansicht nicht.

Aber wie soll Entwicklungshilfe hier gestaltet werden?

Ist es richtig, dass Dr. Deichmann mit seinem gerade auch von christlichen Werten her geprägten Engagement Entwicklungshilfe mit einer Spiritualität verknüpft, in einer Region, in der eine Bevölkerung zu Hause ist, die mit einer Jahrhunderte alten Tradition des Islams verwoben ist?

Wenn wir als Europäer nur materielle Werte mit einem ohne Zweifel hohen technischen Knowhow investieren – ohne einen spirituellen Hintergrund bzw. spirituellen Wert –, werden uns die Muslime mit ihrem starken traditionsgebundenen koranbezogenen spirituellen Hintergrund mit Recht nicht ernst nehmen. Sie erwarten mehr von uns als nur Entwicklungsgeld; und das kann ich aus vielen Gesprächen mit Einheimischen nur bestätigen!

Die uns wichtig erscheinenden christlichen Werte schließen ein, offen zu sein für Bildung, für Gleichberechtigung der Geschlechter, für Chancengleichheit, für eine Gesellschaft, in der nicht Zwang zur Tradition, sondern das Geschenk der Tradition mit integriert wird. Das wird von den Menschen hier verstanden und als sinn- und lohnenswert erachtet. So wird Spiritualität als wesentliche Motivationskraft wahrgenommen, die folgerichtig erst dann die materiellen Zuwendungen nach sich zieht. Ohne diese Spiritualität – bin ich mir sicher – würde die Arbeit des von der Deichmann-Stiftung geförderten Vereins *wortundtat* nicht eine solche Wirkung unter den geistlichen islamischen Führern und in der hiesigen Bevölkerung entfalten.

Der klinische Alltag in einem Krankenhaus im Süden Tansanias

Nach Ende des Seminars bin ich das verbleibende einzige Bleichgesicht, da die Gutachter nach ihrer Inspektionstour zur Bewertung anderer Projekte abgereist sind. Die Zeit, bis ich von einem Flieger abgeholt werde, nutze ich, um mich im Krankenhaus umzuschauen und vielleicht ein wenig mitzuhelfen. Dabei erlebe ich einige Krankheitsbilder, wie sie bei uns wohl nicht mehr oder nur sehr selten zu sehen sein dürften.

Während der Morgenvisite wird mir eine 34-jährige Muslimin vorgestellt, die schon mehrmals verheiratet und geschieden ist, weil sie angeblich keine Kinder bekommen kann. Sie war deswegen schon bei vielen Ärzten in Behandlung. Es stellt sich bei der Untersuchung heraus, dass die Scheide nur 3 cm lang ist. Das Menstruationsblut fließt über den Darm ab. Die Ultraschalluntersuchung ergibt eine stark vergrößerte Gebärmutter, deren Cavum (Innenraum) extrem ausgedehnt und mit Blut gefüllt ist. Da sie das Menstruationsblut über den Darm verliert, ist davon auszugehen, dass sich aufgrund einer möglichen congenitalen (angeborenen) Anomalie eine zu kurze, nach oben hin verschlossene Scheide oder aufgrund des Verschlusses des Zervikalkanals (Öffnung des Gebärmutterhalses) bei ihr eine Fistel (Verbindung) zwischen dem Gebärmutterhals (Zervix) oder der Scheide und dem Rektum (Enddarm) ausgebildet hat.

Mit einem relativ einfachen operativen Eingriff kann die Verengung im Scheidenbereich beseitigt werden, sodass das Periodenblut über die Scheide abfließen kann. Es ist zu hoffen, dass sich die Fistel dann später spontan verschließt. Wenn sich das gestaute Blut entleert und die Gebärmutter wieder ihre normale Größe und Funktion erreicht hat, besteht kein Grund dafür, dass die Frau nicht schwanger werden kann.

Bei einer früher gestellten richtigen Diagnose hätte man dieser Frau eine schon 18 Jahre (mit 16 Jahren wurde sie verheiratet!) bestehende Leidensgeschichte ersparen können.

Während der Visiten wird mir vor Augen geführt, dass im Krankenhaus fast nur Patientinnen und Patienten – zum Teil von weit her – mit schweren Krankheitsbildern behandelt werden: Pathologie am Fließband. Vorrangig sind es Patienten und Patientinnen mit schweren Verläufen und/oder Komplikationen von Infektions- bzw. tropischen Erkrankungen wie:

- Infektionen mit HIV (*Menschliches Immunschwäche-Virus*)
- Polio (*Kinderlähmung*)
- Malaria (*meist in den Tropen vorkommende Infektionskrankheit bedingt durch Parasiten der Gattung Plasmodien*)
- Masern (*hoch ansteckende Infektionskrankheit durch das Masernvirus*)
- Hepatitis (*Leberentzündung*)
- Tuberkulose (*Infektion mit Tuberkelbakterien*) und
- Geschlechtskrankheiten

Hinzu kommen die häuslichen Unfälle und Verkehrsunfälle: zu schnell fahrende Mopeds und Motorräder mit bis zu 5 bis 6 Personen auf einem Gefährt: fehlende Sicherheitshelme; der Fahrer in Schlappen auf schlechten, in der Regenzeit schlammig-glitschigen Lehmpisten. Was ich in dieser kurzen Zeit an offenen, komplizierten Frakturen (*Knochenbrüche*) und schweren Folgen nach Unfällen gesehen habe, war für mich unvorstellbar.

Außerdem müssen viele internistische Krankheitsbilder, zum Beispiel als Folge des Alkoholabusus (Fettleber, Ascites (*Flüssigkeitsansammlung im Bauchraum*), Lebervergrößerungen, Ösophagusvarizen (*Krampfadern in der Speiseröhre*), Niereninsuffizienzen (*Nierenversagen*), Harnentleerungsstörungen und gynäkologische Erkrankungen (*zum Beispiel Karzinome*) behandelt werden.

Hinzu kommen die alten verwirrten, schwerhörigen, psychisch alterierten oder zu schwachen Männer, während die Frauen zu Hause bleiben müssen und vor sich hinvegetieren! Stets hat der älteste Sohn am Bett des Vaters zu wachen. Das Essen, das natürlich allein die Frauen zubereiten, wird von zu Hause gebracht.

Neben den über 4000 stationär betreuten Patienten werden noch tausende bis zehntausende ambulante Fälle pro Jahr versorgt. Entsprechend ist der tägliche Andrang groß.

Die oft noch sehr jungen Frauen, die sich ambulant vorstellen, klagen am häufigsten über *lower abdomial pain* (*Unterbauchschmerzen*), die sich aber nach einer detaillierten Anamnese meistens als *back pains* (*Rückenschmerzen*), die nach vorne in den Unterbauch ausstrahlen, herausstellen.

Die sonographische Untersuchung ergibt fast immer einen unauffälligen Organbefund. Denn die Ursache liegt gewöhnlich daran, dass die Frauen Schwerstarbeit auf den Feldern und zu Hause verrichten: das Tragen von Lasten auf dem Kopf über große Strecken, die Feldarbeit in gebeugter Haltung mit gestreckten Beinen über Jahre führt zu einer extremen Belastung der Wirbelsäule. Hier wäre eine regelmäßige Physiotherapie mit einer eingehenden Aufklärung darüber, wie bei schwerer Arbeit eine richtige Körperhaltung Beschwerden, wenn nicht vermeiden, dann zumindest mindern kann, angebracht. Am sinnvollsten wäre die Einrichtung einer physikalisch-physiotherapeutischen Abteilung im Krankenhaus.

Auch würde eine den hiesigen Verhältnissen adäquate Ernährungsberatung der häufigen Übergewichtigkeit der Frauen Einhalt gebieten.

Traurig macht mich, dass ich während meiner kurzen Zeit hier im Hospital bei einer Reihe von Patientinnen – meistens in einem Alter zwischen 30 und 50 Jahren – sowohl bei der klinischen als auch bei der Ultraschalluntersuchung den dringenden Verdacht auf ein schon weit fortgeschrittenes Unterleibskarzinom stellen muss, ohne dass eine Hoffnung auf eine adäquate Behandlung besteht. Denn zum einen wäre dann ein Transport in eine der weit entfernten Großstädte wie zum Beispiel Daressalam (*größte Stadt in Kamerun*) erforderlich. Das lassen die Männer gewöhnlich nicht zu, abgesehen davon, dass keiner eine solche Behandlung bezahlen kann.

Auch wenn es „nur" etwa 450 Geburten/Jahr sind, die im Krankenhaus stattfinden, so handelt es sich häufig um ausgeprägte Risikoschwangerschaften. Denn üblicherweise entbinden die Frauen in dieser Region zu Hause. Nur im äußersten Notfall werden sie in eine Klinik gebracht, oft in einem dramatischen Zustand, nachdem sie zuvor zu Hause zum Teil schon über Tage einen protrahierten (*verlängerten*) Geburtsverlauf durchlitten haben. Dann geht es nicht selten um Tod und Leben für Mutter und Kind. So nimmt es nicht Wunder, dass die in Tansania ohnehin hohe Sterblichkeitsrate unter Neugeborenen und ihren Müttern in diesem in vielerlei Hinsicht rückständigen Bezirk noch immer deutlich höher ist als im übrigen Land.

Der magische Stein

Eine Begebenheit hat mich hier außerordentlich beeindruckt: Ein Internatsschüler aus der Sekundarschule ist auf dem weiten Gelände, das gelegentlich von wilden Tieren durchstreift und insbesondere nachts zu einer Gefahr für den Menschen werden kann, von einer äußerst giftigen Schlange – die Einheimischen bezeichnen sie als „Braun-Schlange" (*Giftnatter?*) – in den Fuß gebissen worden. Drei Zehen des linken Fußes und der Unterschenkel sind in kurzer Zeit extrem angeschwollen und zum Teil bläulich-schwarz verfärbt. Der behandelnde afrikanische Arzt bedeutet mir, dass sie bisher – da sie im Krankenhaus kein Schlangenserum haben – mit der Verwendung eines sogenannten „Blackstone" (*was auch immer das sein mag*) sehr gute Erfahrungen gemacht hätten. Er bringt den etwa 3 cm langen Stein an der Bissstelle am linken Zeh an. Am nächsten Morgen ist die Schwellung schon deutlich zurückgegangen, die Farben verblasst. Nach ein paar Tagen ist die Gefahr gebannt.

Was für ein Stein ist das? Er ist schwarz, glatt und sieht ansonsten wie ein normaler Stein aus. Aber was für ein Geheimnis steckt dahinter? Der Doktor weiß es nicht, aber erklärt mir, dass der Blackstone das Gift der Schlange aus dem Gewebe ziehe und so die Abschwellung bewirken würde. Der Stein stamme aus dem Nordwesten Tansanias. Dort sei die Heimat der afrikanischen Schlangenbeschwörer und die Ausbildungsstätte für ihre Epigonen. Sie benützten diesen Stein, falls sie gebissen werden und verwenden ihn auch zu Demonstrationszwecken.

Ist es abwegig, daran zu glauben, dass bei diesem „Wunder" der raschen Heilung Gott „die Finger im Spiel" hatte und die Gebete für diesen jungen Mann in seinem lebensbedrohlichen Zustand wichtiger waren als der „schwarze Stein"?

Es gibt hier viel zu lernen für mich!

Klimawandel auch in Afrika!

Plötzlich fängt es an zu regnen: ununterbrochen, wie aus Kübeln, ohne Pause! *„Vielleicht doch der Beginn der Regenzeit?"*, so ein kenntnisreicher Lehrer der Sekundarschule; *„sechs Wochen vor dem Beginn der normalen Regenzeit, viel zu früh!"*

Sollte dies der Fall sein, sind die noch ohne Dach im Rohbau befindlichen neuen Schulgebäude gefährdet, da sich dann der Mörtel bzw. die Mischung, die die Steine der Wände zusammenhält, auflöst. Die Folge: die Gebäude brechen ein.

Es regnet und regnet weiter, ja, es schüttet! Und morgen soll mein Abflug nach Daressalam sein! Wenn das mal gut geht. In der Unterkunft bin ich der Einzige. Die Koffer sind schnell gepackt und ganz leicht geworden, denn der mitgebrachte „halbmedizinische" Inhalt (*Handschuhe, Desinfektionsmittel, Stauschläuche, Mull, Nahtmaterial*), die „hygienischen" Toilettenutensilien und die sonstigen Mitbringsel (*Luftballons, Haribos, die hier äußerst beliebt sind, und Kulis*), haben schon längst ihre Abnehmer gefunden.

Aber es kommt anders als geplant. Die Regenzeit hat tatsächlich vorzeitig begonnen: Tag und Nacht verhangener tränender Himmel mit schwarzen Wolken, die sich bis tief in die Täler ziehen. Unbeschreiblich, was sich da an Wassermassen ununterbrochen vor meinen Augen ergießt und auf das Dach meiner Unterkunft trommelt.

Auch hier wird der globale Klimawandel registriert.

Kein richtiges Licht, keine Aufhellung, alles wirkt sehr trostlos. Nur gegen fünf Uhr in der Frühe dringen die Rufe des Muezzins zum Morgengebet von dem nahegelegenen Minarett der Dorfmoschee an mein Ohr. Dieser immer gleichbleibende, manchmal vibrierende, fast wie eine Warnung in den Himmel sich erhebende Schrei ohne Ende hat – zumindest in den kommenden Nächten – etwas Bedrohliches für mein Ohr! Ich habe ihn schon an vielen Stellen der Erde gehört; er bleibt für mich immer noch etwas sehr Fremdes, etwas aus einer anderen fernen, irrealen Welt, die nicht zu meiner Welt gehört. Er berührt – so empfinde ich es – nicht die Herzen, zumindest nicht meines!

In den nächsten Tagen stets das gleiche Bild: Ich werde zur aufgeweichten Piste des winzigen Flugplatzes gebracht in der Hoffnung, dass der versprochene Flieger kommt. Eine kleine

Cessna der MAF (*Mission Aviation Fellowship*), die für Missionsgesellschaften auch zu Stationen in entlegenen Gebieten Afrikas fliegt, soll mich und einen weiteren Fluggast abholen.

Vor dem herabprasselnden Regen stellen wir uns im kleinen Hangar unter und warten. Kann der Pilot landen? Die Handys glühen. Die Erklärungsversuche und Argumente für und wider gehen hin und her.

Die Wolken sind zu dicht und hängen zu tief. Immer wieder muss der Pilot den Landeversuch abbrechen, denn eine Wolkenlücke tut sich nicht auf, und er kann nur unter Sicht landen. Wir hören schon das Motorengeräusch, das dann aber wieder verstummt. Danach Stille, einfach Stille, nur das stets gleiche Geprassel des Regens. Immer wieder Enttäuschung pur!

Schließlich teilt mir die Zentrale von MAF mit, dass eine Landung zu gefährlich sei und die häufigen Landeversuche zu viel Zeit kosten, da die kleinen Flugzeuge bis 17.30 Uhr auf den Flughafen in Daressalam zurückgekehrt sein müssen, sonst dürfen sie nicht mehr landen. Auch denke ich im Stillen bei mir: Ist es nicht übertrieben, wenn extra ein Flugzeug von Daressalam aufbrechen muss, um zwei Passagiere abzuholen?

Wie soll es weitergehen? Sollen wir versuchen, über den Landweg Daressalam zu erreichen? Um dorthin zu gelangen, kann man mit dem Auto die damals noch nicht asphaltierte abenteuerliche Verbindungsstraße zwischen dem Südwesten und Südosten Tansanias nahe der Grenze zu Mosambik bis nach Mtwara, einer größeren Stadt am indischen Ozean, benutzen. Von dort aus führt die Straße entlang der Ostküste nach Norden bis Daressalam: eine über 1000 Kilometer lange Strecke, für die während der Regenzeit – sofern passierbar – gewöhnlich zwei Tage benötigt werden. Dazu sind ein Landrover, ein cleverer Fahrer und Diesel, der zurzeit allerdings kaum zu kriegen ist, erforderlich.

Der Versuch misslingt: Trotz genialer Fahrerkunst und eigentlich geeignetem Gefährt kommen wir auf der „Schlittschuhbahn“ bei tiefen Furchen nur schrittweise voran, da etliche Busse und

Lastwagen, die auf die so früh eingesetzte Regenzeit nicht eingestellt sind, festsitzen. Verzweifelt wird versucht, mit Schüppen, Schaufeln, Brettern und Holzstücken die quer liegenden Wagen wieder flott zu machen. Unser Fahrer ist sehr geschickt und umkreist sie bei hohem Risiko, selbst mit unserem Landrover umzukippen. Aber trotzdem ist nach etwa 50 Kilometer Schluss. Die Lehmpiste ist durch liegengebliebene Lastwagen nicht mehr passierbar.

Mit Hilfe von Brettern und Schaufeln gelingt es, immer wieder unseren Wagen aus den tiefen Furchen zu befreien. Schließlich schaffen wir es und kehren kurz vor Mitternacht zurück, von oben bis unten voller Lehm und Dreck. Leitungswasser steht nicht zur Verfügung; ebenso ist das Licht ausgefallen. Es bleibt nichts anderes übrig, als sich in voller Montur mit Flüssigseife draußen in den weiterhin strömenden Regen zu begeben, damit Kleidung und Haut gereinigt werden.

Auf was muss ich mich jetzt einstellen? Die Gedanken schwirren: Was wird mit dem Abflug, mit der Möglichkeit, aus dem entlegenen Regenloch herauszukommen? An Schlaf ist nicht zu denken. Um 5.00 Uhr ruft der Muezzin wieder zum Morgengebet.

Es hilft nichts: Ich muss warten, bis ein Pilot der MAF es doch noch schafft zu landen. Tagsüber lenke ich mich in der Klinik ab. Aber nachts grübele ich und mache mir meine nicht gerade glückliche Lage bewusst!

Es regnet weiter! Die Wolken hängen tief. Besserung ist nicht in Sicht! Die Nächte wollen nicht enden! Der Schlaf währt nicht lange: das Platschen der Regenmassen auf das Wellblechdach tut ein Übriges, dass ich stets gegen 2.00 Uhr wach werde. Ich mache meine Taschenlampe an, da das Licht wieder mal ausgefallen ist, und lese in der Losung des Tages (Klagelieder 3, Vers 26): *Es ist ein köstlich Ding, geduldig sein und auf die Hilfe des Herrn hoffen.* Was habe ich bei dieser Verheißung noch Grund zu klagen!

Die Morgendämmerung will nicht so recht kommen; aber jede leichte Aufhellung erleichtert das Durchatmen. Gegen Morgen scheint der Regen etwas nachzulassen. Hoffnung keimt auf! Dann aber wieder die gleichen Regenströme. Wir wollen erneut versuchen, mit dem Geländewagen nach Daressalam aufzubrechen. Der junge dynamische Fahrer ist gewillt, den Weg in einem Rutsch zurückzulegen. Ich bin einverstanden. Gerade wollen wir das Gelände verlassen, als uns der Anruf erreicht, dass soeben ein Flugzeug gelandet sei, um uns abzuholen. Kann das wahr sein? Wir beeilen uns, zur Landepiste zu gelangen.

In der Tat: die kleine Maschine steht dort und vor ihr der amerikanische Pilot, der den Mut hatte, trotz aller Widrigkeiten zu landen. Ich gehe auf ihn zu, bedanke mich und sage ihm: „*Noch nie in meinem Leben habe ich so sehnsüchtig auf ein Flugzeug gewartet wie jetzt!*"

Dann geht alles sehr schnell: Anschnallen, detaillierte Instruktionen (Rettungssets usw.), ein kurzes Gebet des Piloten und wir fahren zum höchsten Punkt der Landepiste. Der Motor heult auf und abwärts entlang der Lehmpiste rollt unser Flugzeug und hebt tatsächlich ab. Ein letzter Blick auf das weitläufige Gelände und wir verschwinden in den Wolken.

Afrikanische versus europäische Medizin

Während der gemeinsamen Zeit der Zusammenarbeit mit Medizinern aus Afrika ergibt sich immer wieder die Gelegenheit, über die Unterschiede europäischer (deutscher) und afrikanischer Medizin zu diskutieren.

Anlass dazu gibt mir ein Plakat, das ich an der Wand in dem Konsultationszimmer eines Arztes in einem Krankenhaus in Afrika entdecke. Darauf hat er für sich einfache „*Roles*" (*Rules*), das heißt Rollen (des Arztes dem Patienten gegenüber) bzw. Verhaltensregeln zum Arzt-Patientenverhältnis aufgeschrieben, wie ein im Heilberuf Tätiger mit seinen Patienten umgehen sollte. Sie haben mich sehr angesprochen und zum Nachdenken gebracht. Seitdem ist es bei allen Treffen und Begegnungen und am Ende der Seminare – wo auch immer in Afrika – eines der wichtigen Gesprächsthemen.

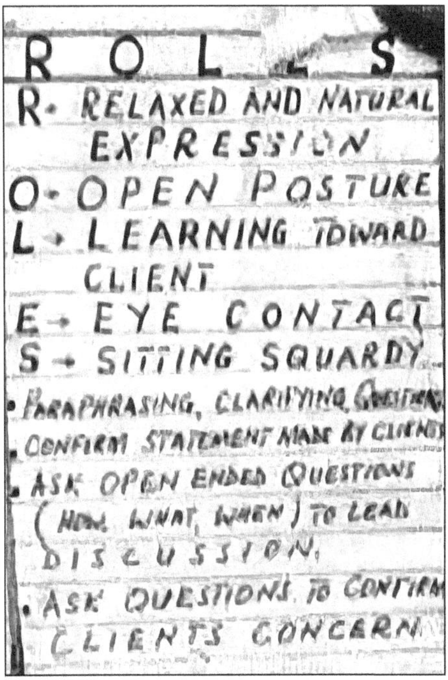

„Roles" (Rules) (Rollen bzw. Verhaltensregeln) für die Entwicklung eines positiven Arzt-Patientenverhältnisses

Frei übersetzt sind es für mich Rollen bzw. Regeln, die ich für den Umgang mit meinen Patienten so übernehmen würde:

R: Sei im Umgang mit deinen Patienten
entspannt und natürlich.

O: Zeige Offenheit jedem Patienten gegenüber.

L: Du kannst von jedem Patienten etwas lernen.

E: Halte stets Augenkontakt zu deinem Gegenüber.

S: Sitz bei der Begegnung mit deinen Patienten aufrecht.

Stelle klärende Fragen an den Patienten.

Bestärke den Patienten im Gespräch mit ihm in der Einschätzung seiner Person.

Fragen nach dem wie, was, wann sind geeignet, um weiter im Gespräch zu bleiben.

Versuche, einen Konsens mit deinem Patienten zu finden.

Es geht um die Kommunikationsebenen zwischen Arzt und seinen Patienten, die ihm – auch aufgrund des häufigen Mangels an medizinischer Technik – für seinen ärztlichen Einsatz in seiner Heimat so wichtig sind. Die „Roles" lebt er in seinem Arzt-Patientenverhältnis.

Im Gespräch darüber sind wir beide uns einig, dass die Technik in Europa die „Roles" („Rules") immer mehr verdrängt, während sie in Afrika mangels Technik für die Betreuung der Kranken eine große Bedeutung haben. Eine gute Kombination von beidem wäre für die ärztliche Betreuung unserer Patienten in Europa und in Afrika das Beste!

„Is there a doctor on board?" – Eine unvergessliche Nacht

Immer wieder kommt es, insbesondere bei Langstreckenflügen, zu Situationen, in denen auf einem Flug medizinische Hilfe erforderlich wird. Allein bei der Lufthansa soll es jährlich 2.000 bis 3.000 Mal vorkommen. Dann sind nach deutschem Recht entsprechend dem § 323c des Strafgesetzbuches (StGB) *Ärzte und medizinische Fachkräfte – aber auch gewöhnlich Mitreisende – verpflichtet, nach ihren Fähigkeiten, im Rahmen des Erforderlichen und Zumutbaren, diejenige Hilfe zu leisten, die den Eintritt weiterer Schäden verhindert.*

Diesmal trifft es mich auf einem Rückflug von Zentralafrika nach Europa.

Nach Ende eines vierwöchigen medizinischen Einsatzes in Afrika bin ich nicht unglücklich in dem Wissen, am nächsten Morgen wieder in Europa zu sein. Der Abflug verzögert sich zwar um 2 Stunden, da die zu Beginn der Einladung der Koffer einzig noch funktionierende Hebebühne auf dem Flughafen schließlich auch den Geist aufgibt und erst repariert werden muss, bevor das restliche Gepäck in den Frachtraum des Flugzeugs gelangen kann. Entsprechend später wird nach einem kurzen Zwischenstopp auf der Insel Malabo (*Äquatorial-Guinea*) erst gegen 22.30 Uhr hoch über den Wolken des afrikanischen Kontinents das Abendessen an Bord serviert.

Etwa um 00.30 Uhr werde ich durch den „gefürchteten Medizinerruf" aus dem Cockpit jäh aus einem soeben begonnenen Nickerchen aufgerüttelt: *„Meine Damen und Herren, hier spricht der Kapitän; falls sich ein Arzt an Bord befindet, möge er sich bitte im hinteren Kabinenabteil beim Flugbegleiter melden ..."*

Mir wird leider nicht die Muße zuteil, auf dem Weg zum hinteren Kabinenabteil zwischen den Sitzreihen 18 bis 25 mit Schweiß auf der Stirn über das, was mich evtl. als Albtraum medizinisch erwarten könnte, nachzudenken, da sich in unmittelbarer Nähe meines Sitzes in Reihe 17 der bis zum letzten Platz besetzten Economy Class schon die erste Bescherung direkt vor meinen Augen abspielt.

Ein etwa 40-jähriger Hüne von Mann mit weißer Hautfarbe ist – nachdem er zuvor die Toilette aufgesucht hatte – auf dem Weg zurück zu seinem Sitzplatz plötzlich wie ein Baum umgefallen und auf den Boden des Ganges hingeschlagen: nicht ansprechbar, Puls schwach, etwa 40 bis 50, Pupillenreaktion nicht auszumachen (zu dunkel), Geruch nach Alkohol?, Reflexe – soweit beurteilbar – normal.

Was kann es nur sein, das diesen kräftigen Mann „zu Fall“ gebracht hat? Differenzialdiagnosen schwirren mir durch den Kopf: Malariaanfall? Herzinfarkt? Alkoholexzess? „Einfacher“ Kreislaufkollaps? Sonnenstich? Nach erster Hilfe zur Stabilisierung des Kreislaufs – im engen Gang, versteht sich – kommt der Amerikaner – wie sich später herausstellt – langsam wieder zu sich und zeigt Reaktionen, so dass er mühsam auf Fragen mit einer in Richtung Texas weisenden „klaren“ Aussprache zu antworten beginnt: Als Geschäftsmann aus den Vereinigten Staaten ist er für einen Kurztrip auf die als Angelpunkt des Ölgeschäfts im Golf von Guinea geltende Insel Malabo geschickt worden, um bei der dort tätigen Firma nach dem Rechten zu sehen. Außer Ölplattformen, Öltanks und Ölraffinerien gibt es auf dieser Insel sonst so gut wie nichts. Eine knappe Woche hatte er dort zu tun. Damit scheidet eine Malaria weitgehend aus, da bei der dort am häufigsten vorkommenden gefährlichsten Form der Malaria tropica die Inkubationszeit (*Zeit zwischen Ansteckung und Ausbruch einer Krankheit*) 7 bis 15 Tage beträgt und die Anzeichen der Erkrankung typischerweise erst 8 bis 25 Tage nach der Infektion beginnen.

Was macht man nach getaner Arbeit an einem so Gott verlassenen Ort wie diesem? Schwimmen gehen, am Strand die gefährliche heiße Sonne und zwischendurch sowie am Abend und natürlich beim Warten auf den Rückflug den nicht minder gefährlichen Alkohol „tanken“, bis schließlich im Flieger in 10.000 Meter Höhe der Sonnenstich seine Wirkung entfaltet? Da ich auf dieser Flugroute in der Vergangenheit schon gelegentlich die Ehre hatte, mit Zwischenfällen ähnlicher Art konfrontiert worden zu sein, bin ich mir im Nachhinein, was Diagnose, Differenzialdiagnose und Therapie in diesem Fall betrifft, recht sicher. Das war aber nur der Anfang.

Kaum, dass sich dieser Passagier – ein Aspirin und kaltes Wasser über Gesicht, Brustkorb und Arme taten ein Übriges – soweit erholt hat, dass er mit einem „I‘m oookaaaay“ zu seinem

Platz zurückwanken kann, wird mir die „zweite Bescherung" zuteil.

Aus der Mitte des Flugzeugs dringt plötzlich ein lautes Stimmengewirr an mein Ohr; es wird hell; die Stille, die zuvor geherrscht hat – denn alle Passagiere haben, in ihre blauen Stoffdecken eingehüllt, bis dahin geschlafen – wird jäh beendet. Aufgeregt laufen Frauen mit ihren Kindern in Richtung der vorderen und hinteren Kabinenabteile.

Sie entfliehen einer wild um sich schlagenden, meiner vorsichtigen Einschätzung nach etwa 50 Jahre alten dunkelhäutigen Frau, die mit Schaum vor dem Mund lallend und zuckend gestikulierend mit tiefer Atmung die Passagiere aufschreckt. Sie fliegt offensichtlich ohne Begleitung, sodass es nicht möglich ist, eine Fremdanamnese zu erheben. In ihrer Bordtasche finden sich überdies keine Medikamente oder andere Hinweise, die mir bei einer diagnostischen Annäherung helfen können. Auf Ansprache oder Anruf reagiert sie nicht. Es wird bedrohlich, denn sie hat schon die neben ihr sitzenden Passagiere mit ihren Attacken physisch behelligt.

Ich werde das unheimliche Gefühl nicht los, dass alle Augen auf mich gerichtet sind, nachdem der Kabinenoffizier unmissverständlich zu verstehen gibt, dass ja ein Arzt an Bord ist und dabei auf mich zeigt. Eine große Spannung liegt in der Luft: Da muss doch endlich etwas geschehen! Was wird der Doktor jetzt wohl machen? In die Enge des Handeln-Müssens getrieben versuche ich, – allerdings unter Mithilfe sanfter Gewaltanwendung der inzwischen angestellten Assistenten (das heißt einiger in der Nachbarschaft sitzender kräftiger Männer) – die Frau zu besänftigen. Was hat diese Afrikanerin für eine Kraft! Aus dem mir inzwischen von der sehr aufmerksamen und hilfsbereiten Crew eilig gebrachten an Bord befindlichen Notfallkoffer lege ich mir schnell alles zu Recht, was ich möglicherweise gebrauchen kann; immer eingedenk dessen, dass ich nichts über die Ursache dieser Eruption weiß. In dieser äußerst erwartungsschwangeren

Atmosphäre wird mir bewusst, dass ich die Frau erst einmal zur Ruhe bringen muss. Also: am besten Diazepam, ein psychoaktiver Wirkstoff, der krampflösend (*antikonvulsiv, antiepileptisch*), sedierend und muskelentspannend wirkt, langsam i/v (*in eine Vene*) spritzen. Leichter gedacht als getan! Mit beidseits vierhändigen Hilfen kann schließlich das Beruhigungsmittel langsam – wahrlich nicht so einfach – appliziert werden: 5mg – keine Reaktion, 10mg – keine Reaktion, 15mg – keine Reaktion. Ohne etwas über die Frau zu wissen, kann ich doch nicht einfach weitere Mengen geben? Warten, bis sie sich beruhigt? Mit unverminderter Kraft agiert sie weiter.

Ich traue mich, noch weitere 5 bis 10 mg i/v zu applizieren; eine Ewigkeit – wie mir scheint – vergeht, bevor langsam ihre Spannung nachlässt und sie schließlich auf der mittleren Sitzreihe des Flugzeugs gelagert werden kann. Ein Tausch der Sitze, eine Umziehaktion in der Kabine ist unumgänglich, denn vier starke Männer und ich sehen sich jetzt genötigt, unsere gemeinsame Patientin aus unmittelbarer Nähe genau zu beobachten (*Atmung, Kreislauf, Lage der Zunge = Vermeidung des Zungenbisses*) und wir warten der Dinge, die da noch kommen. Keine zwei Stunden vergehen und das Gleiche beginnt von vorne: erneut sind etliche mg Diazepam i/v nötig, um sie zur Ruhe zu bringen. Soll ich eine Infusion anlegen mit kontinuierlicher Erhaltungsdosis von Diazepam? Aber wie? Und im Übrigen fehlt dafür das nötige Material. Vor allem aber geht die Menge an Diazepam zur Neige. Der Chefpilot kommt und fragt, ob er vorzeitig landen müsse. Meine Antwort, dass er möglichst schneller fliegen solle, dann würden wir es wahrscheinlich schaffen und auf jeden Fall müsse ein Krankenwagen am Zielflughafen bereitstehen, scheint er mit sehr gemischten Gefühlen aufzunehmen.

In der nachfolgenden Behandlungspause, bis sich der nächste epileptiforme Anfall einstellt, ist es mir erlaubt, doch noch das hintere Kabinenabteil unserer Maschine mit der „dritten Bescherung“ kennenzulernen: Ein Kongolese mittleren Alters, der sich mit hohem Fieber, starken Kopf-, Glieder- und Oberbauchschmerzen nicht mehr auf den Beinen halten kann, muss im hinteren Funktionsbereich des Airbusses quer gelagert werden. Die grobklinische Untersuchung ergibt eine deutliche Vergrößerung von Leber und Milz. Ich habe kaum Zweifel daran, dass der schon mehrmals an Malaria Erkrankte jetzt erneut von einem Malariaanfall betroffen ist.

Zur Kupierung des dritten Anfalls mit Diazepam werde ich wieder rechtzeitig zu unserer Afrikanerin gerufen, die glücklicherweise mit dem Rest noch vorhandener Medikation bis zum Zielflughafen durchhält.

Auf dem Rückweg vom hinteren Kabinenabteil zu unserer Patientin – noch ganz in Gedanken damit beschäftigt, welche weiteren Maßnahmen vielleicht nötig werden können – gleitet mein Blick eher zufällig durch eines der Fenster in die Nacht hinaus. Was ich da an faszinierender Schönheit erblicken darf, empfinde ich wie ein Dankeschön für die durchwachte Nacht. Am fernen Horizont beginnt soeben der erste Hauch des Sonnenlichtes zaghaft, aber doch schon so malerisch in rot-gelb-oranger Tönung aufzusteigen und die tief unter mir liegende Weite der Saharasilhouette zu berühren, dass ich für einen Augenblick gebannt innehalte, bis mich die medizinische Realität wieder voll in ihren Griff genommen hat.

Zum Abschluss der lebhaften Nacht kann ich mich wenigstens bei meinen „Assistenten", die mir die ganze Zeit so großartig zur Seite gestanden haben, mit Weinflaschen bedanken, die ich kurz vor der Landung vom Chefsteward als Dank für meinen ärztlichen Einsatz geschenkt bekomme.

Was hätte ich in dieser Nacht darum gegeben, dass, wenn schon kein deutscher, dann doch wenigstens ein englischer, ein französischer oder ein italienischer Kollege an Bord gewesen wäre!

Nach der glücklichen Landung geht alles sehr schnell. Das Notärzteteam „erstürmt" das Flugzeug und verschwindet mit meiner Patientin so schnell, wie es gekommen ist. Ich habe nie etwas von ihrem weiteren Schicksal erfahren.

PS: Als ich mich wieder einmal nachts auf dem Rückflug von Afrika nach Hause befand, konnte ich vor lauter Gedanken an das, was mir möglicherweise diesmal alles begegnen würde, zunächst keinen Schlaf finden, obwohl ich mich müde und schlafbedürftig fühlte. Zu viele Erinnerungen an alte Erfahrungen gingen mir durch den Kopf. Umso freudiger überrascht und dankbar zugleich war ich, als die Stewardess uns gegen 5.30 Uhr mit Ihrer freundlichen Stimme an Bord weckte: *„Wir werden Ihnen in einigen Minuten das Frühstück servieren."*

Diesmal „Glück" gehabt.

VII. Zuletzt

Hommage an meine Schuhe

Nach all den Jahren habe ich vergessen, etwas zu erzählen, was ich über Jahrzehnte als selbstverständlich verwendet und belastet habe: keine Menschen, keine Erlebnisse, sondern etwas, was mich auf meinen Reisen, den ärztlichen Einsätzen und an vielen Orten und bei vielen Tätigkeiten als hilfreiches Instrument begleitet hat und was ich an mir getragen habe. Da sie mir die ganze Zeit über treu geblieben sind, erlaube ich mir am Ende meiner Tage eine kleine Hommage an meine *speziellen Schuhe* zu richten:

Wie ein treues, unzertrennliches Liebespaar, gleichen Sinnes und gleichen Schrittes, niemals zerstritten, niemals unwillig, stets bereit ohne Hader und Meckern, ohne Widerborstigkeit, ohne zu fordern oder nachtragend zu sein: so habt ihr mich – inzwischen in die Jahre gekommen – durch dick und dünn über lange Zeit, ja Jahrzehnte getragen, bewahrt, begleitet, geschont vor Verletzungen, Blasen und Wunden behütet, ob im Wüstensand, im Gebirge, auf Schotterstraßen oder verschlungenen Wegen, auf aufgeweichten Teerpisten, auf Urwaldpfaden oder im unwegsamen Dschungelgestrüpp Afrikas; ob in Wasserlachen, im Schmutz und auf glitschigen *mud roads*, im strömenden Regen, auf glühendem Asphalt in der Hitze der Tage, in schwankenden Booten, auf dem Gas- und Bremspedal, beim Klettern in den Bergen oder beim Wandern durch die Macchia Korsikas, in staubigen Hütten und auf felsigem Geröll, in Katakomben, Grotten oder auf dem Fußballplatz: Ihr wart stets ein treuer Begleiter, immer auch ein Geschichtenerzähler

- von abenteuerlichen Reisen in Afrika und anderswo,
- von Begegnungen,
- von drohenden Gefahren,
- beim Rasenmähen im Garten,
- beim Gaspedaldrücken über Stunden am Tage oder in der Nacht
- in Health Centern,
- in Operationssälen
- in verzweifelten Situationen
- und wo und wie auch immer

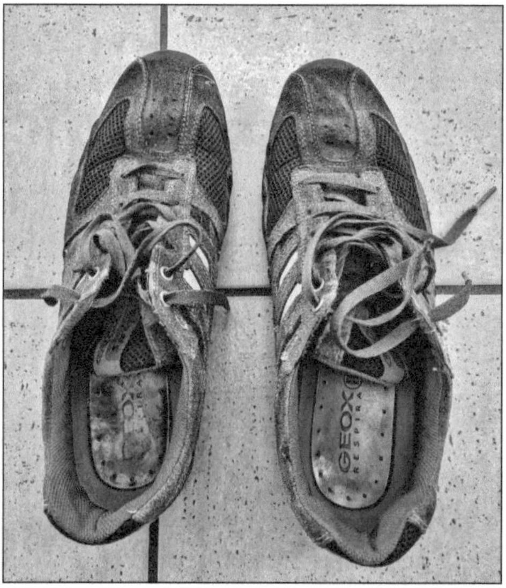

Ich weiß nicht mehr genau, wann ich euch erworben habe, empfohlen von meinem ältesten Sohn, als er noch in einem Schuhzentrum als freundlicher, bei allen beliebter Schuhverkäufer ausgeholfen hat. Angepriesen als sportlicher Schuh, strapazierfähig und geeignet für den Allzweckeinsatz – insbesondere für Reisen ins Ausland wie in Ländern Afrikas, Asiens und Amerikas, aber auch als Wander-, Arbeits- und Ausgehschuh: vielfältig einsetzbar, halb-elegant, halb-schmutzig, halb-farbig und kaum zerstörbar, nach Jahren noch immer elastisch und anschmiegsam, Halt gebend und doch nachgiebig, wenn nötig. Was brauchte und brauche ich mehr!

So erzählt „ihr Getreuen“ mir bitte eure Geschichten: wie ihr die medizinischen Einsätze auf den diversen Fahrten durch afrikanische Länder erlebt habt, bei Reisen in Europa, Asien oder Amerika; wie ihr traurig wurdet, als die Abenteuer beendet waren und ihr nur noch im heimischen Garten und beim Joggen und Walken bis heute Verwendung findet, abgemagert und doch nach mehr verlangend; denn ihr seid noch gut drauf!

Etwa aussortiert? Nicht mehr einsatzfähig? Iwo, auf keinen Fall! Nicht wie ein altes Arbeitspferd um Gnadenbrot bettelnd, sondern gut genug, um beim Unkrautjäten und beim Baumbeschneiden behilflich zu sein, beim Rasenmähen die nötige Balance und Schnelligkeit zu wahren, vor allem aber dem uferlos wuchernden Bambus durch energisches Bedienen des Spatens und der großen Hacke Einhalt gebietend: so sind wir, auch wenn wir schon in die Jahre gekommen sind; wir bleiben zäh, ausdauernd, haltbar und noch sehr flexibel.

Dabei erinnern wir uns noch gerne an alte Zeiten, in denen wir dich vor Unheil bewahrten, als es im Dschungel dunkel wurde und im Geäst und Schlingengewirr das Hängenbleiben, das Stolpern, das Treten auf Schlangen oder Vierfüßler im Schlamm oder im Urwald verhindert haben.

Da fällt mir die Geschichte im Alten Testament ein, als Mose vor etwa 3400 Jahren das Volk Israel vierzig Jahre lang durch die Wüste führte. Die Israeliten hadern mal wieder ob der widrigen Umstände, die sie alltäglich in der Hitze und im unwegsamen Gelände erleiden müssen. Da lässt Gott dem Volk Israel durch Mose (5. Buch Mose 29,4) sagen: *„Ich habe euch vierzig Jahre in der Wüste geführt: eure Kleider sind nicht an euch zerschlissen und* *dein* ***Schuh*** *an deinem Fuß ist nicht veraltet.*" Was für eine Qualität der Schuhe schon damals!

Ihr seid immer noch gut zu tragen, kaum ausgeleiert, fühlt euch noch weich an, weiterhin anschmiegsam – eben wie ein altes frisch gebliebenes Paar, das einander stützt und trägt.

Daher bitte: Ad multos annos!!

VIII. Was mich mein Leben lang getragen hat – eine biografische Annäherung

Wie viele Jahre mir selbst noch vergönnt sind, weiß ich nicht. Aber schon jetzt blicke ich mit großer Dankbarkeit nach fast 40 Jahren beruflicher Tätigkeit auf 84 Jahre meines Lebens. Was lässt mich so dankbar zurückblicken und in der mir noch gewährten Zeit trotz einer eher düsteren Weltperspektive zuversichtlich bleiben?

Vielleicht wird sich auch der eine oder andere Leser fragen, welche Motivation bzw. welche „Lebensphilosophie" mich geleitet haben und bis heute bewegen. Daher möchte ich zum besseren Verständnis dem Leser abschließend einige Gedanken aus meinem Leben *als biografische Annäherung* anbieten:

Aufgewachsen in einem von den preußischen Idealen geprägten Großeltern- und Elternhaus des 19. und beginnenden 20. Jahrhunderts, das heißt Pflichterfüllung, Ehre, Familie, Volk und Vaterland – was auch immer das heißen mag –, werde ich Anfang der 50er-Jahre schon sehr frühzeitig während meiner Schulzeit auf einem humanistischen Gymnasium mit lebhaften Diskussionen zu Fragen der Lebensanschauungen und Religionen konfrontiert.

Die Begegnung mit dem begnadeten Jugendpfarrer Wilhelm Busch (1897 – 1966) hilft mir, gerade auch angesichts der unmittelbar vorausgegangenen deutschen Geschichte einen erweiterten Horizont zu erkennen.

In der Tat versteht er es, uns Pennäler in seiner Geist versprühenden und packenden Art mit hoch interessanten und niveauvollen Themen aus Literatur, Kunst, Zeit- und Kunstgeschichte, aber auch mit unglaublich spannenden Erzählungen aus seinem Leben – insbesondere seinen Erlebnissen während der Zeit des Dritten Reiches – zu fesseln. So erfahren wir als junge Kriegs- und Nachkriegsgeneration etwas aus der unmittelbar hinter uns liegenden unseligen Geschichte, die damals meist sowohl in den Elternhäusern als auch in den Schulen ausgeklammert, ja überwiegend totgeschwiegen wurde.

Etwas vergleichbar Geistreiches und Anspruchsvolles wird uns zu dieser Zeit nicht geboten. Mit einer für damalige Verhältnisse außergewöhnlichen Sammlung an Farbdias, zum Beispiel von Malereien Chagalls, weiß er uns in den Bann zu ziehen. Auch erinnere ich mich noch genau daran, als wir kurz vor dem Abitur im Deutschunterricht Goethes Faust durchnehmen. Damals endete die Literatur im Deutschunterricht mit Goethe! Unserem Deutschlehrer fehlt jeglicher Enthusiasmus, uns Schülern die etwa 150 Jahre zurückliegende Literatur schmackhaft zu machen. Entsprechend trocken und langweilig ist der Unterricht. Zu unserem Glück finden wir das absolute Kontrastprogramm. Der Jugendpfarrer, der neben Theologie auch Kunstgeschichte studiert hatte, zelebriert samstagnachmittags Goethes Faust in einer so dramatischen und spritzigen Art, dass wir schon ganz neugierig und erwartungsvoll den nächsten „Goethe-Nachmittag" herbeisehnen. Er versteht es, die *Hintergründe „Faustscher Ideologie" aufzuzeigen, in die Gegenwart zu transferieren und als Herausforderung zur Stellungnahme einer fraglichen Lebensphilosophie zu begreifen.*

Im Anschluss an diese kulturellen Highlights erzählt er meistens eine biblische Geschichte oder legt einen biblischen Text so fesselnd und plastisch aus, dass dieser – letztlich auf den Punkt gebracht – in eine Einladung zu einem froh machenden und befreienden Glauben mündet.

Was zieht mich so an und berührt mich innerlich? Ist es die Person dieses Pfarrers, die so überzeugend und voller Elan Bibeltexte elementar und aktuell in unsere Zeit übertragen kann? Ist es die ungeschminkte Analyse der Nachkriegsgesellschaft und ihres neuen politischen Willens? Oder ist es die nüchterne Bilanz über uns Menschen, unabhängig von Herkunft, Stand, Bildung und Alter? Sicherlich von alledem etwas!

Mich zieht das Eu-(Ev)angelium in seinen Bann. Es ist das gewinnende Angebot einer uneingeschränkten Offenheit, dem Sohn Gottes, Jesus Christus, zu begegnen und das Empfangen einer bis dahin nicht gekannten Liebesgabe für mein Leben. Ist es das, was ich (unbewusst) suche? Rückblickend kann ich dem voll und ganz zustimmen; auch wenn ich es damals als 15- bis 16-Jähriger sicherlich so noch nicht erfassen und ausdrücken konnte.

Von daher bin ich erpicht darauf, an den Freizeiten für höhere Schüler teilnehmen zu dürfen, die uns der Jugendpfarrer anbietet. Mein Vater aber ist dagegen, denn eine derartige „Bigotterie“ geht ihm zu weit: Evangelisch: Ja! Taufe: Ja! Konfirmation: Ja! aber darüber hinaus das Ganze mal nur nicht übertreiben! Der Pfarrer erfährt von der ablehnenden Haltung unseres Vaters. Und prompt erscheint er im Haus des Bergassessors Goebel. Beide ziehen sich in die Sitzecke des Gartens zurück. Mein Bruder und ich verstecken uns so, dass wir nicht gesehen werden, aber alles mitkriegen.

Heftige verbale Attacken von beiden Seiten mit gelegentlichen Höhepunkten: Sie schreien sich an!

Beide in der preußisch-monarchischen Tradition erzogen und groß geworden, kennen die hehren Begriffe wie Familie, Ehre, Volk und Vaterland als absolut höchste und verteidigungswürdige, ja verteidigungsnotwendige Güter.

Aber die Zeiten haben sich gewandelt: Erster Weltkrieg, Ende der Monarchie, Irrungen und Wirrungen der Weimarer Republik, eine Weltwirtschaftskrise mit katastrophalen Folgen, ein totalitäres Regime mit einer Brutalität von noch nie in der Geschichte gekanntem Ausmaß, ein Zusammenbruch aller Werte, ein Erwachen wie aus einem nicht möglichen wahnwitzigen Traum.

Das alles prallt hier aufeinander, da der eine, mein Vater, als Resümee (?) die preußischen Werte der monarchischen Vergangenheit wiederbeleben möchte. Selbstverständlich kommt daher nur das humanistische Gymnasium als alte neue Bildungsstätte für uns Kinder in Frage.

Hingegen der andere, der im Ersten Weltkrieg als junger Soldat den Wahnsinn der Zerstörung und des Sterbens vor Verdun existenznah – sein bester Freund wird unmittelbar neben ihm im Gefechtsgraben tödlich getroffen – erlebt und sich fragt, warum er und nicht ich?

Sein Leben nimmt eine andere Wendung. Er wird Theologe. Nach dem Wahnsinn der Nazis und des verlorenen unsinnigen Zweiten Weltkrieges ist er zum Pazifisten konvertiert. Biblische, insbesondere neutestamentliche Wahrheiten zu predigen, Menschen in ihren innersten Wünschen, Bedürfnissen und Erkenntnissen aufzuwecken und zu einem frohmachenden Glauben zu rufen, wird zu seiner Lebensaufgabe. Insbesondere die neue heranwachsende Generation wachzurütteln und neue Perspektiven zu eröffnen, sieht er als seine Berufung. So auch mich.

Die lebhaften Dispute zwischen meinem Vater und Pfarrer Busch enden stets positiv für meinen Bruder und mich; auch wenn sich damit nichts an seinem Urteil über uns ändert. Aber immerhin: wir dürfen mit auf die Freizeiten fahren, auf denen es Pfarrer Busch versteht, mich sehr persönlich anzusprechen und die Christologie der Hoffnung für mich lebbar darzustellen.

In dieser Phase der Einordnung der Eltern-Vergangenheit in der Nazizeit und des verlorenen Zweiten Weltkriegs treibt nicht nur mich, sondern insbesondere die Nachkriegsgeneration von Medizinern, zu der ich mich auch noch zähle, die Frage nach einer neuen Identität um. Meine Generation bewegt sich sozusagen in einer Findungsphase, einer Neuorientierung. Das ist einer der Hauptdiskussions-Themen unter uns Studenten und stellt gerade in der Konfrontation mit christlichen Glaubensinhalten eine besondere Herausforderung dar.

Vor allem sahen wir in der Auseinandersetzung mit dem Existentialismus einen anderen Ansatz zur Autonomie- und Identitätsfindung. Insbesondere rütteln uns die intellektuellen Stars des französischen Existentialismus wie Albert Camus und Jean Paul Sartre auf. Mit „Heißhunger" habe ich damals Camus` erst etwa 10 Jahre zuvor veröffentlichten Roman *Die Pest,* den Roman *Der Fremde* und natürlich *Der Mythos des Sisyphos* verschlungen; aber auch Sartres Werke wie *Die Eingeschlossenen, Das Spiel ist aus* und *Der Teufel und der liebe Gott.*

Uns faszinierte die leidenschaftliche und kompromisslose Art und Weise, wie insbesondere Camus selbst in der Hoffnungslosigkeit seine Romanhelden zur Gloire erhöht und das Absurde leben lässt. Er, der auch als Held der Hoffnungslosigkeit und des Absurden bezeichnet wird, stellte nach Einfall Nazi-Deutschlands in Frankreich, dem Niedergang Frankreichs und nach dem Überleben in der französischen Widerstandsbewegung, der Resistance, in der Sinnlosigkeit all dessen, was geschehen war, die radikale Frage nach der Sinnhaftigkeit des Lebens; die Frage nach einem Leben, das *„so einfach und so klar sein sollte wie die Sonne des Südens"* (*Albert Camus*). Das war etwas anderes als Begriffe wie Ehre, Ruhm, Verherrlichung der Rasse, Volk und Vaterland, mit denen wir nur noch schwer etwas anfangen konnten. Diese Sicht Camus, der die großen Menschheitsträume von der Transzendenz, von der Geschichtsutopie und von der Liebe desillusionierte, ja wie Seifenblasen platzen ließ, war tiefergehend, uns mehr bewegend und etwas, was die ureigene Existenz unmittelbar betraf.

Warum Camus gerade uns Mediziner so faszinierte und bis heute fasziniert, hing und hängt sicherlich mit seinem wohl bekanntesten Roman, *Die Pest*, zusammen. Darin ist die Verteidigung des Lebens – trotz der Sinnlosigkeit des massenhaften Sterbens während einer Pestepidemie in der nordalgerischen Stadt Oran der 40er-Jahre – sein Thema. Es ist die verzweifelte Suche nach Autonomie seines Helden, des Arztes Rieux, der an nichts glaubte als an das Leben, obwohl sinnlos: der Kampf gegen die Pest mit allen ihm zur Verfügung stehenden Mitteln, aber begrenzt in der Angewiesenheit auf die nüchternen Realitäten des Alltags: Einengung der Autonomie und Bewegungsfreiheit, der verzweifelte Kampf gegen die Administration und Korruption, gegen das Massensterben und die wachsende Gleichgültigkeit des Menschen dem Grauen gegenüber und gegen den Fatalismus der Menschen.

Diese Spannung zwischen *Autonomie* einerseits, nämlich mitten in der Pest zu heilen – *„auch wenn es ein zu großes Wort für mich ist"* – so der Arzt Rieux, und der *Angewiesenheit auf die Realität* andererseits, das heißt der Hoffnungslosigkeit der Pest gegenüber, kulminiert in der Begegnung mit dem Priester Paneloux, der die Angewiesenheit auf Gott reklamiert, die aber angesichts der vielen Pesttoten und vor allem des Todes eines kleinen Kindes scharf vom Arzt Rieux zurückgewiesen wird.

Aktuell, über 60 Jahre später: Was für eine Brisanz in Anbetracht der inzwischen überstandenen, aber ab Frühjahr 2020 zunächst unkontrollierbaren Corona-Krise!

Camus' Klarheit und kompromisslose Haltung, mit der er es aushält, dass es keine Antworten auf die *Sinnfrage* (*„Camus, der Mann, der uns Gott nahm"*, Iris Radisch in: Die Zeit Nr. 43/2013) gibt, fasziniert bis heute. *„Ich glaube nicht genug an die Vernunft, um an ein System zu glauben. Was mich interessiert, ist, wie man leben soll"*, so Camus in *Der Mensch in der Revolte*. In der Hoffnungslosigkeit Hoffnung zu leben (sein Motto): *„Lebe tief, lebe jetzt und lebe auf Augenhöhe mit dem Tod."*

Dieser Sinn- und Hoffnungslosigkeit, in der der Existentialist die Überwindung von Krankheit und Tod letztendlich nur als

„haltloses und kindisches Versprechen des Christentums sieht, mit dem es die Herzen der Menschen vernebeln will“ (*Albert Camus*), mit einer *Botschaft der Hoffnung* zu begegnen, in der das Vertrauen auf die unverdiente Liebe Gottes in Jesus Christus Geborgenheit in einer anscheinenden Hoffnungslosigkeit gibt, das war unsere damalige Herausforderung. Sie ist es geblieben und bleibt es bis heute!

In diesem spannungsgeladenen Kontext habe ich meinen Beruf als Arzt verstanden, erlebt, aber auch darunter gelitten.

Denn das: Warum gerade ich (zum Beispiel kriege diese bösartige Erkrankung)? Und Warum gerade mein Kind (zum Beispiel hat diese schwere Missbildung)? lässt mich nicht los. Wie oft habe ich diese oder ähnliche verzweifelte flehentliche Fragen gehört, und sie haben mich begleitet. Darauf Antworten geben, die trösten, Hoffnung geben: Wer vermag es? Vielleicht hat mir dabei geholfen, dass ich Glauben verstehe als *„eine feste Zuversicht dessen, was man hofft, und ein Nichtzweifeln an dem, was man nicht sieht“* (*Hebräerbrief im Neuen Testament, Kapitel 11, Vers 1*). Anlässlich des vielen Leides, mit dem ich während meiner fast 40-jährigen Tätigkeit als Arzt konfrontiert worden bin, ist es mir aber immer wieder schwergefallen, ein „Ja“ dazu zu finden.

Zumal: Gesagt ist Trost und Hoffnung leicht, aber wie damit im Alltag umgehen und danach leben? Kann ich diese Hoffnung, die ich vielleicht im Stillen für mich fassen kann, als Arzt weitergeben – nicht verkrampft, sondern echt, pragmatisch, lebensnah?

Wie unendlich dankbar kann ich sein, dass ich mich bis heute an diese Hoffnung klammern kann. Zumal ich auch so Vieles an Wunderbarem, an Freude, Erfüllung, ja Glück in meinem Beruf als Arzt erleben durfte.

IX. Nachwort

Während meiner Lehrjahre wurde ich von sehr engagierten Ärzten, von bereitwillig ihr Wissen weitergebendem Pflegepersonal und erfahrenen Hebammen angeleitet. Außerdem habe ich das Glück gehabt, unter großartigen Vorgesetzten und Chefs lernen zu dürfen.

So war es mir vergönnt, ein weites Spektrum menschlicher Natur zu erfahren, Höhen und Tiefen von Leid, Krankheit und Tod zu ermessen, Licht und Schatten zu sehen und darin den beruflichen Weg als Arzt zu finden.

Darüber hinaus habe ich als Klinikchef über die Jahre hin wunderbare ärztliche und nichtärztliche Mitarbeiter gehabt, die mit mir durch dick und dünn gegangen sind. Sie haben Entbehrungen auf sich genommen und sich zeitlich und mit enormer Lebensenergie in hohem Maße den Herausforderungen einer großen Klinik gestellt. Ich kann dafür immer wieder nur danken!

Auch das möchte ich im Rückblick nicht missen: Das Älterwerden mit meinen Patientinnen, die mir über die Jahre die Treue gehalten haben, sowie die lange Zeit des Miteinanders mit den Diakonissen und mir lieb gewordenen Schwestern, Pflegekräften und Ärzten über fast 25 Jahre.

In Afrika konnte ich dann eine ganz andere Seite des Lebens kennenlernen. Eine neue Sicht auf das Verständnis meines ärztlichen Berufes eröffnete sich mir. Vor allem wurden mir die Unterschiede zwischen europäischer und afrikanischer Medizin deutlich.

Meine ärztliche Tätigkeit, wie ich sie ausüben durfte, ist nicht möglich gewesen ohne den entscheidenden Rückhalt, den ich während der gesamten Zeit von meiner Familie erfahren habe. Sie hat viele Entbehrungen auf sich genommen. Meine Frau sowie unsere Kinder mussten leider allzu häufig auf den Mann bzw. Vater verzichten. Auch noch viele Jahre nach meiner Pensionierung haben mir immer wieder meine vier Kinder versichert, dass sie mir meine Versäumnisse ihnen gegenüber – und das nehme ich mit großer Dankbarkeit und Hochachtung von ihnen an – bis zum heutigen Tag nicht verübelt haben. Meine Frau hat sich – trotz eigener beruflicher Tätigkeit – in souveräner Weise für die Kinder und das Geschehen im Haus verantwortlich gefühlt. So bleibt mir nur, ihnen von Herzen Dank zu sagen.

Ohne sie hätte ich nicht all das erleben und realisieren können, was zum Teil in diesen Kurzgeschichten ihren Niederschlag findet.

Mögen meine Erlebnisse und Erfahrungen jungen Menschen, die in einer anderen Zeit, einem veränderten gesellschaftlichen Kontext und nicht minder spannungsgeladenen Gesundheitssystem ihre Erfüllung im ärztlichen oder einem anderen Beruf finden wollen, hoffentlich ein wenig Ansporn geben, um eine bessere Welt mitzugestalten.

Danksagung

Herrn Professor Dr. Rainer Kürzl bin ich zu Dank verpflichtet für wertvolle Korrekturen und Ergänzungen sowie die Vermittlung der Bilder von der I. Universitäts-Frauenklinik in München.

Ebenso möchte ich Herrn Helmut Schlaiss für die großartige Unterstützung bei der Bildbearbeitung und für die Überlassung des Bildmaterials aus unserer gemeinsamen Zeit in Afrika danken.

Mein Dank gilt außerdem Herrn Thomas Brand für wertvolle Ergänzungen, Herrn Dr. Klaus-Dieter Jaspers für seine Anmerkungen und die Überlassung eines Bildes und Herrn Pastor Hartmut Bärend, Professor Dr. Manfred Siebald sowie Frau Ulrike und Herrn Dr. Ulrich Brockhaus für besondere Anregungen und Ratschläge.

Schließlich möchte ich der Edition Wortschatz im Neufeld Verlag, insbesondere Herrn David Neufeld, für seine vielfältige Unterstützung bei der Gestaltung und Veröffentlichung des Buches meinen Dank aussprechen.

Zum Autor

Richard Goebel, geboren 1939 in Gelsenkirchen, ist Professor Dr. med.

Als junger Arzt war er nach Ausbildungszeiten an verschiedenen Krankenhäusern in Deutschland über zehn Jahre an der I. Universitäts-Frauenklinik in München tätig. Dort hat er sich habilitiert und später fast 25 Jahre eine Frauenklinik im Ruhrgebiet geleitet.

Während dieser Zeit und nach seiner Pensionierung hat er verschiedene Projekte ehrenamtlich begleitet, unter anderem lange Jahre als Vorsitzender des Gospelprojekt-Ruhr e.V. und medizinische Projekte, unter anderem in Afrika. Für letztere erhielt er die Johannes-Weyer-Medaille der nordrheinischen Ärzteschaft. Bis heute ist er ehrenamtlich in der Ärztekammer Nordrhein engagiert.